U0376904

跟名老中医学

舌诊

（修订版）

◎ 黄英儒　黄国东　黄晓　编著

化学工业出版社
·北京·

本书是广西名老中医、桂派中医大师黄英儒教授在原有的传统中医舌诊理论基础上，结合近七十年的临床经验，对舌诊体系进行了创新和发展，首创"舌体应内脏定位九区分法"。并结合实际病例及舌象图片系统地、详细地、辩证地讲解正常舌、病变舌的各种特点。本书内容系统、创新性强，配有上百张真实舌象彩照和图解图片。适合各级中医师学习参考，也适合中医爱好者参考。

图书在版编目（CIP）数据

跟名老中医学舌诊（修订版）/ 黄英儒，黄国东，
黄晓编著. —2版. —北京：化学工业出版社，2017.7
（2024.2重印）
ISBN 978-7-122-29669-6

Ⅰ.①跟… Ⅱ.①黄… ②黄… ③黄… Ⅲ.①舌诊
Ⅳ.R241.25

中国版本图书馆CIP数据核字（2017）第100750号

责任编辑：赵兰江　　　　　　　　装帧设计：张　辉
责任校对：宋　夏

出版发行：化学工业出版社（北京市东城区青年湖南街13号　邮政编码100011）
印　　装：中煤（北京）印务有限公司
710mm×1000mm　1/16　印张8　字数95千字　2024年2月北京第2版第8次印刷

购书咨询：010-64518888　　　　　　售后服务：010-64518899
网　　址：http：// www.cip.com.cn
凡购买本书，如有缺损质量问题，本社销售中心负责调换。

定　　价：58.00元

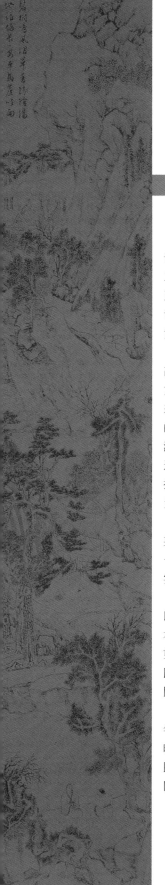

前 言

历来中医对舌象的观察是必不可少的一个诊断步骤。古代医学对舌象诊病（舌诊）也有大量的研究，积累了不少经验，遗憾的是我在从事临床工作中，发现不少中医师望舌十分马虎，叫病人伸舌观察，一瞬即过，甚至写在病案上的舌象记录，恐怕隔了几天连医者自己也分辨不出来。如以舌红苔薄黄津少为例，舌质红到什么程度？苔薄有多薄？色黄，是怎样的黄？津少，少到什么程度？

望而知之谓之"神"，是对诊断技术高明者的赞语，可见望诊是中医高明诊断的方法之一。望诊范围很多，但望舌是望诊中最具有诊断意义的方法。特别是新的中医舌象诊断方法，已跳出了中医传统方法而发展起来，是中医特殊诊断方法，可以拍下舌象彩照提供舌色、舌形、舌象变化的依据。可以测定舌液以了解体内津液变化的情况，也可从微观中看到血液流变、血液稀稠、血管增生、曲张、扩大、缩小、出血、瘀血的现象，还可以了解舌乳头的各种病理变化等，这些都可以拿得出真凭实据，是能摆在桌面上研讨的东西，能说这不是科学性和有客观证据吗？因此可以认为舌象诊断是特色中医诊断方法，是可靠的诊断方法之一。

当然，著者没有强调舌诊来贬低其他三诊之意，或主张仅用舌诊而废弃其他三诊的用心，而是单纯从舌象的角度来阐明中医学术的长处，更深一步地发扬中医的优点。说明中医的舌象诊断具有良好的诊断参考价值和实用价值。

对中医舌象的诊断研究，发掘之，提高之，确为重要。泥古不化，无以进步；执今斥古，难言继承；以中拒洋，有碍发展；化中为洋，易失根本。在中医的四诊之中，结合运用就能准确判病，强调一法，无补完整。望闻问切，诊断之四维，四维不张，不可言医，各承其法，才能显示中医的所长，才能振兴中华民族的医学体系，才能创造出具有特色的中国医学。

本书部分内容曾获全国中医内经与诊断学术交流会论文证书，连续两年获得广西优秀论文奖，这毕竟只是作者对舌象诊断研究的粗浅认识，冒昧地写下自己的学习心得，不欲藏拙，目的是抛砖引玉，以期唤起更多的医学高见，从而发掘出更大的成果。本书的缺点一定不少，特奉以就教于同道医家。

编者

2017年3月

目 录
contents

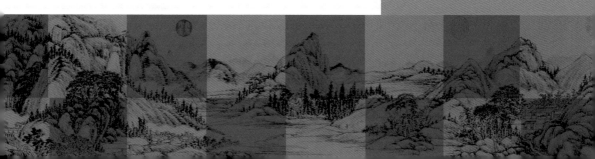

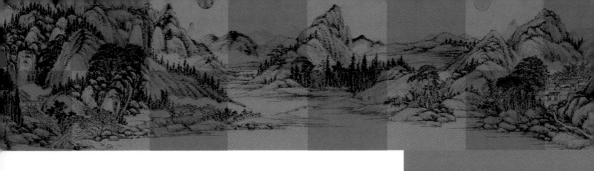

第一章

舌诊是特殊诊断方法

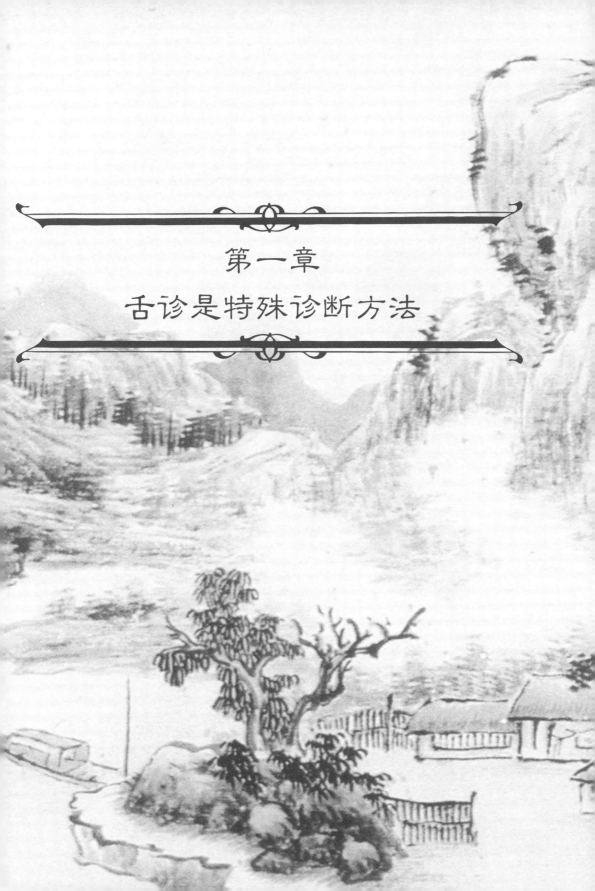

　　中医舌诊是一种独特的诊断方法，是"四诊"中最重要的诊断手段之一，比脉诊更为可靠，是祖国医学的精华。《内经》说："受之内，形诸外。"舌诊就是通过"形诸外"的直观表现，从其表现的特点和反映规律来了解内脏情况与诊断疾病的方法，它是客观疾病存在的必然反映。

　　数千年来在中医诊断疾病中，舌诊是一种必不可少的方法。但是舌诊能不能反映确切的病种、病位和内脏病变呢？学者们持有不同的看法，有人认为："舌象是整个机体情况的反映，而不是个别病种的反映，若以病种出发而企图寻找病种与舌象间的关系，可能结果是令人失望的。"也有人认为："舌象主要反映八纲辨证关系，不是直接反映病种。"总的来说，学者对舌象能否反映病种是持否定态度的。作者的看法正好相反，如果通过舌诊只能认识一般而不能具体了解病种、病位，那么舌诊也就算不上独特的诊断方法了。作者就这些问题，提出个人对舌诊研究的新认识。

　　舌象不仅是机体情况的反映，也是病种、病位与内脏病变情况的特殊反映。如，阴虚的舌象，其舌苔必光或剥，不管什么病，只是机体趋向于阴虚，舌象即有出现光或剥的可能。单从这一点出发，它确实是整个机体的反映，但这种"阴虚"的光或剥的舌象，它表现在舌的什么地方，是全舌性还是局部性的，是疾病的早期出现，还是中、晚期出现，舌的光剥情况又如何？还是以"阴虚"出现的光舌和剥舌为例吧，我们同意它是整个机体的反映，而且多半发生于疾病的中期和晚期，很少发生于疾病的早期。如肺结核，阴虚是贯穿整个病程的中心环节，但肺结核初期阴虚的舌象是无从可辨的，即出现阴虚舌象仅能反映整个机体趋向于阴虚，而绝不是某一疾病的特殊反映。

　　临床上，我们把病人的舌头看成是病人身上的一面反映内脏病变的"镜子"，虽然它不能反映内脏病变实体，但它却能反映内脏病变的具体变化规律，这些变化规律除了有其共性外，还存在着某一特定疾病的独性，这个独性就是指引我们确认病种、病位和内脏变化的具体信息。舌象是信息的表现，把信息"译出"，就是对病种、病位和内脏局部变化的诊断。

如何掌握病种、病位和内脏病变的变化信息呢？首先我们可以从一些病种的例子开始进行探讨，然后再把病位及局灶情况的特殊诊断方法加以介绍。前面提到的肺结核，我们怎样能够早期地进行确诊？《敖氏伤寒金镜录》序文中说："诊断之道，欲知其内，当观乎外，诊察于外，期知其内，盖有于内者，必形诸外。"古人又谓："望而知之谓之神"。这些都在告诉我们只要仔细观察舌象的各种变化，掌握它的反映规律就可以达到"期知其内"的目的了。当然要认识它，就需要具备认识它的具体观察方法。如果不掌握方法，即使明明白白地摆在眼前，也会望而不知。如肺结核的感染初期，除了用结核菌素试验测定其是否感染结核杆菌外，就不能确定病者目前是否已患肺结核。即使已患有肺结核，早期（这里应指没有明显症状的时期）X线的诊断也可无特征表现，因为X线能否诊断出肺结核全在于病变组织发展到出现X线阴影，在肺病变组织尚未达到出现X线阴影时，我们对已经存在的肺结核是无法运用X线作出诊断的。但通过中医的舌诊，却可以比X线提前诊断出肺结核，因为抗病力的产生和与疾病斗争的机体反映总是比具体组织的病变表现更早。这种与疾病斗争的"受之内"会很快地"形诸外"而表现出来。即，当人体肺脏感染结核杆菌时，机体为了抵抗结核杆菌的侵犯，就动员机体的抗病系统进行抵抗，这种机体抗病情况必然通过一定的形式表现和反映出来，如临床上的低热、消瘦、易发怒、盗汗、乏力、面色苍白等，这些就是我们常见的临床表现，但并不是最早的表现。中医把肺结核的潮热列入阴虚发热或潮热的范围。中医的舌诊不仅能比X线更早发现和作出肺结核病的诊断，而且它还可以判断是左肺还是右肺，左肺重还是右肺重，有空洞还是没有。如果说能"一目了然"也许夸大一点，但我们有不少病例可以证明。其实了解舌象反映的变化规律后，舌象诊断就不再神奇了，也是成为所有希望运用舌诊的医师都能掌握的技术。

肺结核在舌象反映中的诊断特征如下。

① 舌质：舌质暗红（霉红色）。主要是疾病影响了肺的通气功能，肺内持续缺氧所造成。

② 乳头变化：丝状乳头角化层及角化丝增厚，舌质的霉红色透过不良，因而舌苔粗白，比正常的舌乳头稍粗糙，但无角化丝倒伏，舌乳头的排列为"人"字形，每排3～12颗不等，每几颗为一排，排与排的连续处出现1～3颗萎缩丝状乳头。中医认为肺与皮毛相表里。丝状乳头为上皮组织，丝状乳头的角化增长增厚，正与中医在"虚劳"病中描述的"肌肤甲错"是同一表现原理。

菌状乳头在肺结核中亦同时出现于舌根的两侧。正常情况下，菌状乳头是很少出现于舌根部位的。一般为5～10颗，菌状乳头比丝状乳头略低些或在同一水平上，呈圆形，角化层比正常稍厚，每个菌状乳头之间的距离约为2mm，没有固定排列形式，色红。初期数量少，病情加重则菌状乳头增加，后期则乳头变大呈不规则圆形。X线检查未证实前，舌根两侧出现上述情况，已基本可以肯定为肺结核。在初期菌状乳头左侧舌根多，则为左肺感染重；反之，则为右肺感染重。到了X线已可辨认轻度阴影时，左侧菌状乳头多，则为右肺重；右侧多，则为左肺重，因为通向各组织的中枢神经传导通路是交叉的。但为什么出现菌状乳头，中医认为是虚热灼肺所致。

③ 津液：从感染肺结核开始，舌津一直都保持为稍干状态，很少有大量津液游离于舌上。

④ 反映点：特定的肺脏反映点是诊断肺结核的舌面反映区域，

它位于舌的后三分之一，舌根的两侧，所有肺脏疾病都由此反映点"形诸外"。

为什么会出现上述现象？我们认为丝状乳头增生增厚，可以用肺与皮毛相表里及虚劳症的肌肤甲错来解释，它是早期反映于舌面的一种病理形式。菌状乳头的出现与虚热灼肺有关；舌津少是虚火灼津所造成；舌质暗是持续缺氧。我们根据上述诊断特征对照了大量X线的检查，证实这种舌象的反映完全符合X线检查结果。早期X线检查尚不能发现阴影，待病情发展到足以影响X线穿透时，才证实了病变的存在。其他肺脏疾病亦如此，仅是舌象表现变化不同而已。

再以消化性疾病为例，舌的中段中央处是胃和十二指肠的反映区域。凡是在这个区域出现舌象变化，都可以考虑到有胃和十二指肠疾病。在舌中央出现舌乳头的萎缩，肉眼观察无舌苔而呈杨梅花红（即俗称洋红色）、合欢红、春梅红、香叶红或淡茜红（本文舌色描述均按中国色谱为标准），其余舌苔为白苔，可以诊断为胃酸过多；在舌正中出现芒刺样舌苔，角化丝增长，质硬，苔色为虎皮黄与土黄之间，舌津偏干，口苦，舌液为黏液性分泌物，可诊断为急性胃炎舌象；在舌正中出现芒刺样舌苔，角化丝增长，质软，苔色为晓灰色，舌津轻度湿润并有滑感者，可以诊断为慢性胃炎，即中医的脾胃虚证；舌正中丝状乳头增生，角化丝分支较多，乳头增粗，角化丝顶端有轻度模糊不清和腐腻样感，该区沿舌正中沟有2～3条横裂纹者，可以诊断为胃溃疡病；如上所述舌正中偏前些有2～3条纵裂纹者可以诊断为十二指肠球部溃疡；纵裂纹与横裂纹同时出现为胃及十二指肠溃疡（即消化性溃疡病），这些纵的或横的裂纹在舌色为红色者多属慢性病，色为桂红或曲红时，提示并发出血；舌正中丝状与菌状乳头处于相互转化阶段并有萎缩现象时，苔色为浅驼色或沙石黄色，无光华，舌质如水浸瘦猪肉色者，可以考虑胃癌的存在，尤其在癌症的后期。即中医称的"胃气将绝"。当然，不管哪一种胃病，全舌都应有较厚的舌苔，只是属寒、属热、属湿、属燥、属败的区别而已，故全舌可有黄滑腻苔、黄燥苔、红光舌苔、晦黄舌苔等。

中医认为舌中属脾胃，全舌亦属胃，它与我们研究的结果是一样的。

吴坤安说："舌之苔，胃蒸脾湿上潮而生"。章虚谷说："脾属中土，邪入则生苔，如地之生草也。如光滑如镜，则胃无生发之气，如不毛之地，其土枯矣。"胃之有病表现在舌中，胃气之绝，乳头萎缩或光滑无苔，也符合我们的研究。亦证实古人的观察是正确的。

国外Rieman指出：胃酸过多者，舌常呈暗红色，湿润而洁净；Wikinson及Olivr认为：乳头萎缩的舌炎常伴胃酸缺乏。Oatway的结论为：胃酸缺乏者光滑舌的比例大大增高，而高胃酸者，大多为有苔舌或裂纹舌；Borket相信舌苔是胃黏膜变化的指标，某些营养不良患者舌萎缩时，常伴有胃黏膜的萎缩，通过列举以上古今中外对消化系舌象，特别是胃病舌象的研究，结合我们所掌握的舌象反映规律与舌象的表现，充分说明舌象变化是疾病的客观必然反映。古人常说"见微知著"，其理即在此。

为了证实我们对舌诊的新认识，读者可以做下面的两个简单的试验。

（1）试验前先记录被试者的正常舌象（或拍成彩色照片），然后把胃内容物抽出，洗胃，再用导管向胃内注入2%碘酊20ml，抽出导管，经5～20min，被试者即出现剧烈呕吐，之后饮用大量冷开水，一直至呕吐停止后1～2h再观察舌象，便可看到出现急性胃炎舌象。

（2）试验前先记录正常舌象，后用生理盐水洗肠，洗净后再灌入30g生大黄冷浸液500ml，保留半小时，待泻下数次后，舌的前半部两侧舌边出现宽约0.5cm的一条长形环纹无苔带，全舌滑苔，津液清稀，舌淡无味。舌的前半部两侧舌边为结肠反映区域。舌苔滑、津液清稀为结肠不再吸收水液及促进肠内异物排出的病理生理表现。

以上试验，作者曾亲身试过，如欲重复，可在动物身上进行试验。上述试验表明，舌象是可以准确地反映病变所在的。

再举月经疾病的诊断例子。妇女月经病的反映区域在舌的前三分之一的两侧，约1cm的弧形带上。月经来潮正常时，该反映区域可见2～7颗针尖大的鲜明充血点，这些充血点是细小的菌状乳头内小血管血色素的反映。虽然患者没有告诉医生，但我们却可以告诉患者，她正处于经期，如果这个反映区充血的菌状乳头呈暗红或紫酱色，乳头不增大，可以判断患者的经色是暗黑的；紫酱色乳头增大增多，说明患者有痛经及月经血结黑块；紫酱色乳头下舌质出现紫斑，说明除了痛经、经血结块色暗黑外，还可以推测病程最少在半年以上，是中医经血瘀阻。全舌光洁明亮，红润无苔，看上去，给人一种舒服感，月经反映区域无特殊的乳头变化。一句话，全舌正常津润，只有在舌尖后约1cm处（此处为子宫反映区域）有一浅舟状弧形凹下，并有节律性搏动者，为妊娠3个月以内的舌象反映。这里应该说明，妊娠以后舌象大多数被旺盛的功能所掩盖，许多病理性舌象多无法辨认。

只要我们掌握了舌象诊断的方法和规律，其准确性是令人惊讶的，中医舌诊的独特就在于此。

第二章

舌诊的基本知识

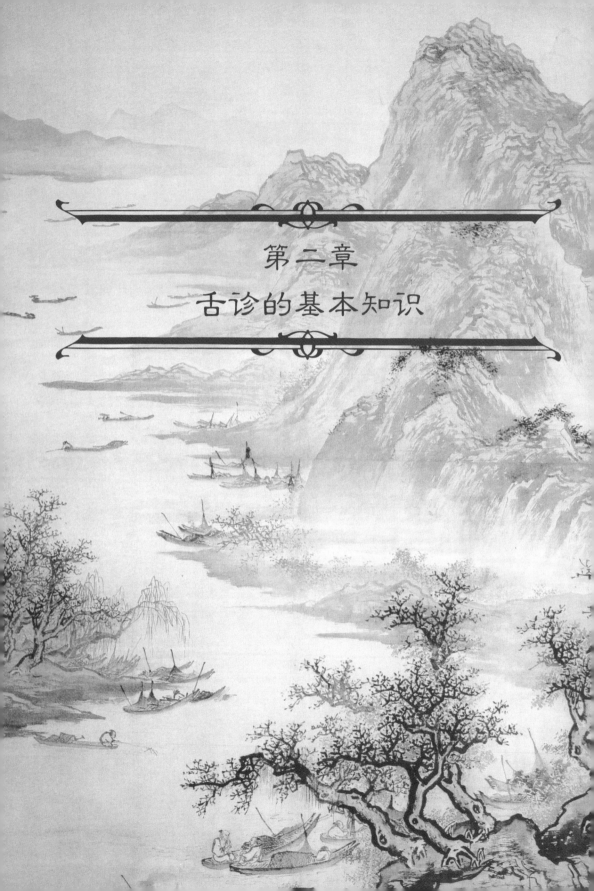

一、舌的生理和解剖结构

1. 舌

　　舌是一个肌性器官。它主要由舌肌和黏膜组成。中医认为它是直接暴露于体外的器官，舌的表面为黏膜层，由复层鳞状上皮和固有层构成，形成许多乳突隆起，称为乳头，除了帮助咀嚼、搅拌食物、帮助吞咽、帮助发音、帮助唾液分布及控制味觉以外，其最特殊的功能是反映机体病变的情况。如图1所示，可以看到舌表面覆盖着各种乳头组成的黏膜，而黏膜下是舌肌。舌肌按它的组成和作用又分为上纵肌、下纵肌、舌横肌和垂直肌等。这些肌肉全部属于横纹肌。舌肌的纤维排列有纵行、横行和垂直三个方向，互相交错，因此舌才能伸缩、卷曲自如。舌的下面还有颏舌肌、茎突舌肌、舌骨舌肌、颏舌骨肌，见图2所示。

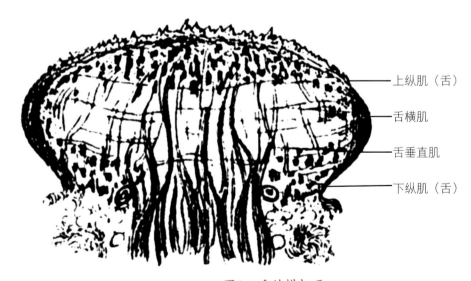

上纵肌（舌）

舌横肌

舌垂直肌

下纵肌（舌）

图1　舌的横切面

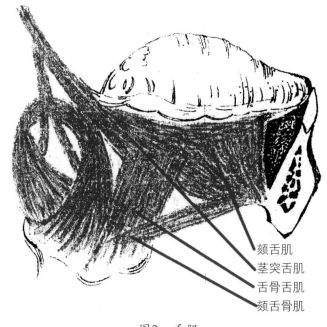

颏舌肌
茎突舌肌
舌骨舌肌
颏舌骨肌

图2　舌肌

2. 唾液腺

　　唾液腺是一个分泌腺，腺体的排出管通于口腔。唾液中含有黏液蛋白、消化酶和水，有润湿黏膜、溶解食物和帮助消化的作用，亦可以表达体液消耗或充盈的情况。唾液腺中较大的为腮腺、颌下腺和舌下腺。唾液腺的动脉多半来自颈外动脉分支，静脉则伴随动脉的走行，汇入颈静脉的分支；淋巴管数量较少，大半汇入颈部淋巴结。每一唾液腺的神经分布包括一种感觉神经末梢和两种自主性运动神经末梢（即交感神经和副交感神经）。交感神经来自颈上交感神经纤维，随着颈外动脉的分支而分布于各个腺体。副交感神经分布于腮腺的是舌咽神经分支，分布于颌下腺和舌下腺的是鼓索神经的分支，这两种神经均能引起唾液的分泌。但分泌腺的性质却有差异。刺激鼓索神经，可使血管舒张，腺体分泌液量稀而多，含有较多的水和盐类，但缺乏有机物质。刺激交感神经则可使血管收缩，腺体分泌液量少而稠，并有大量有机物质。在舌象诊断中，舌面的液体变化和这两种神经的反射现象关系密切，必须充分认识。唾液在正常情况下，每分钟分泌量为1ml，多于或少于1ml时即预示人体会产生病变，其性质改变时亦然（图3、图4）。

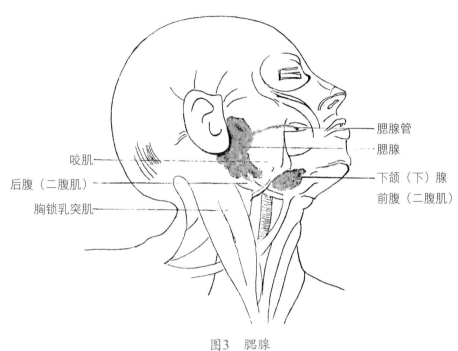

图3　腮腺

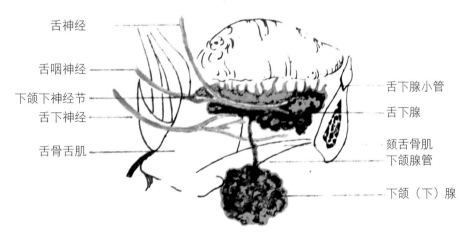

图4　下颌下腺、舌下腺

唾液中含有复杂的有机物质，包括已发现的溶菌酶、淀粉酶、维生素C（抗坏血酸）及某些硝酸盐，具有消炎杀菌的作用。

中医把口腔的唾液称为津液，它取决于人体津液的来源。津液也是人体一切内外分泌物的总称。中医历来都十分注意对舌面湿润与干燥的观察。身体有病，病重而津液尚存，治疗的机会尚存；反之，预后不良或难治，是津液已枯竭的表现。因为舌的水分变化，不仅是水的变化，也与电解质紊乱、酸碱平衡失调，细胞内液缺乏、水的代谢有直接关系。伴随出现的症状有口甜、口苦、口酸、口辣、口淡、口咸、口腻等，都与舌液变化及其所含成分的改变有关，往往是重要的临床指征。存津是温病学预后情况的重要判断依据。

3. 舌动脉

舌动脉是由颈动脉分支而来，它分为舌背支、舌骨支、舌下动脉和舌深动脉，是舌的营养供应来源，也是舌象诊断中舌色变化的主体，舌的血液流量，血的黏稠度，舌乳头的血管分支增加，痉挛曲张、舌乳头的充血程度、瘀血、出血等都与舌动脉有关，伴随舌动脉的分布，有相应的静脉。舌底瘀血、血管形成血管瘤等，都与舌下静脉的变化有关（图5）。

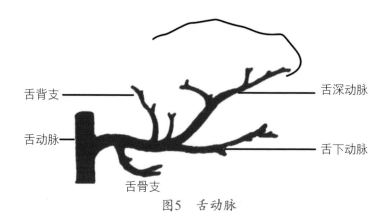

图5　舌动脉

4. 舌的神经

舌的神经分布十分复杂，主要有普通的感觉神经、味觉神经、肌肉运动神经和腺体分泌神经等。这些神经的分布多与舌下神经、舌咽神经的分布有关。见图6、图7。特别是与孤束核有直接关系的舌神经。舌的神经纤维传入途径，还有一些在舌象反映上未明的神经传导原因，在此仍未能找到充分的说明。但舌前三分之二的地方和舌后三分之一的地方作为舌象诊断界域，从图8可以获得解答。因为前者是舌神经支配的，后者则是舌咽神经支配的，最后而归入孤束核。

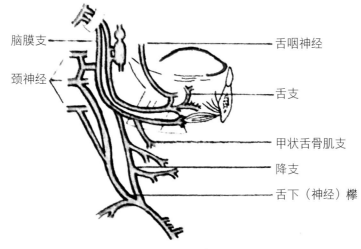

脑膜支 —— 舌咽神经
颈神经 —— 舌支
—— 甲状舌骨肌支
—— 降支
—— 舌下（神经）襻

图6　舌下神经

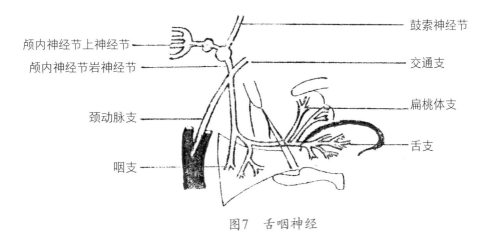

鼓索神经节
颅内神经节上神经节 —— 交通支
颅内神经节岩神经节 ——
—— 扁桃体支
颈动脉支 ——
—— 舌支
咽支 ——

图7　舌咽神经

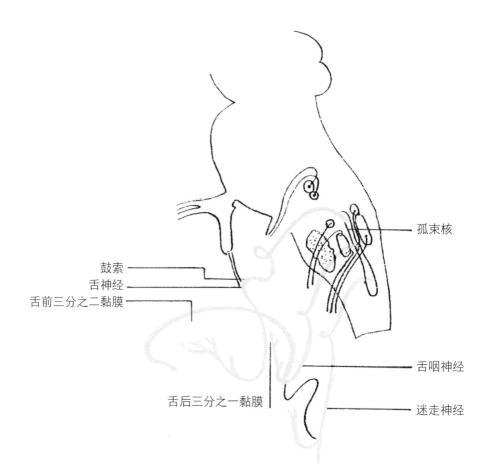

孤束核

鼓索
舌神经
舌前三分之二黏膜

舌咽神经

舌后三分之一黏膜

迷走神经

图8　舌的神经纤维传入径路

5. 口腔和口腔四壁

　　舌的四邻就是口腔和口腔四壁，这些组织的病变和舌的变化有时有互相关联。而且在舌诊的过程，口腔的检查在广义角度上，也可以当作舌象诊断的一部分。

　　舌的表面是由复层鳞状上皮和固有膜所形成的，除了把舌按部位分为舌尖、舌体、舌心、舌根、舌边以外，还可按它的生理结构分轮廓乳头、舌扁桃体、舌滤泡、盲孔、舌界沟、会厌、腭扁桃体、舌腭弓、悬雍垂等部分（图9、图10）。

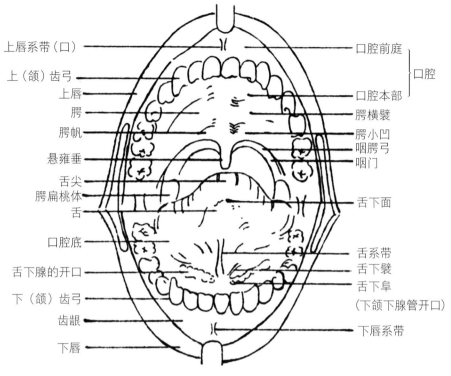

上唇系带（口）
上（颌）齿弓
上唇
腭
腭帆
悬雍垂
舌尖
腭扁桃体
舌
口腔底
舌下腺的开口
下（颌）齿弓
齿龈
下唇

口腔前庭
口腔本部　口腔
腭横襞
腭小凹
咽腭弓
咽门
舌下面
舌系带
舌下襞
舌下阜
（下颌下腺管开口）
下唇系带

图9　口腔和口腔四壁

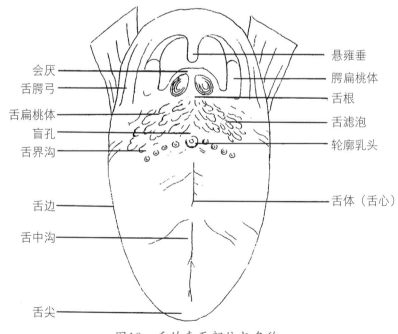

会厌
舌腭弓
舌扁桃体
盲孔
舌界沟
舌边
舌中沟
舌尖

悬雍垂
腭扁桃体
舌根
舌滤泡
轮廓乳头
舌体（舌心）

图10　舌的表面部位与名称

15

6. 舌的乳头

舌的乳头属于舌的表面组织，在舌象诊断中是诊断舌苔变化的重要内容，在舌象诊断中，几乎没有一种舌象的表现与它无关，故我们打算把它分开来，予特别说明（图11）。

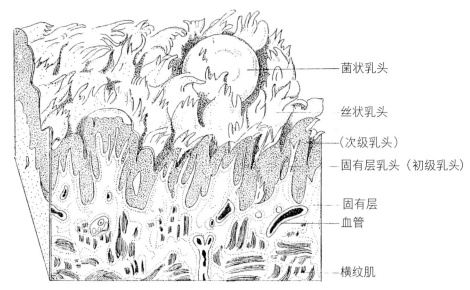

图11　舌尖部菌状及丝状乳头模式图

标注：菌状乳头、丝状乳头、（次级乳头）、固有层乳头（初级乳头）、固有层、血管、横纹肌

舌的乳头共分为以下四种类型。

① 丝状乳头：是全舌数目最多的乳头，分布于舌尖、舌体和舌根。舌边较少，丝状乳头呈圆锥形，尖端多向后倾斜，由于它以角化组织为基础，因此它只是呈半透明的乳白色及上层浅薄的组织，常有轻度的角化层脱落。乳头的轴心由固有膜的突出部分形成，称为初级乳头。初级乳头的浅部，有许多向上皮伸出的细长突起，称为次级乳头。在固有层中，含有血管、神经和淋巴组织。

② 菌状乳头：数量较少，分散于丝状乳头之间，呈圆形底柱状，顶端钝圆，基部稍细，上皮浅层不角化，间亦有味蕾存在。乳头

的轴心亦有固有膜的初级乳头和次级乳头。在舌象诊断中常用"净点"来称呼它，因为它没有角化丝，往往只有一层角化层，其下便是血管，表面多不会着色，呈鲜红色单颗或密集排列，所以叫做净点。见图12。

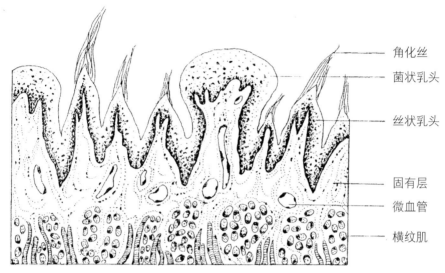

角化丝
菌状乳头
丝状乳头

固有层
微血管
横纹肌

图12　丝状乳头和菌状乳头

③ 轮廓乳头：轮廓乳头有9～10个，形体很大，存在于舌背"人"字沟（舌界沟），呈"人"字形排列，每个乳头亦呈柱状，顶端膨大，四周有深陷的环沟，沟外黏膜隆起，沟底有浆液腺的开口，这种腺特称为味腺，而味蕾存在于轮廓乳头沟的外侧。见图13。

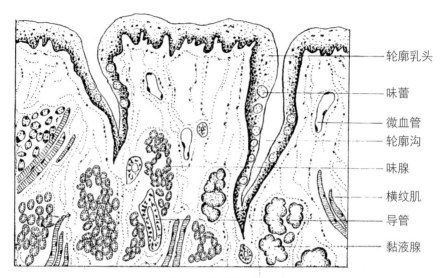

轮廓乳头
味蕾
微血管
轮廓沟
味腺
横纹肌
导管
黏液腺

图13　轮廓乳头

④ 叶状乳头：位于舌边的后部，每侧由5～8条横行的黏膜皱襞形成，皱襞和沟在舌边处交互排列，沟壁上皮中味蕾很多。固有层也形成初级乳头和次级乳头。

二、味蕾

味蕾是味觉感受器，呈卵圆形，长约27μm。分布于舌乳头、软腭、会厌等处的黏膜上皮内，是上皮分化形成的特殊结构。它的基部和周围上皮同位于基膜上，顶端有味孔，通于口腔。味蕾细胞有三种（图14）。

① 味细胞：细长呈梭形。细胞长轴与上皮面成垂直排列。核呈椭圆形，染色较浓，位于细胞中部，细胞顶部有味毛，基部有味觉神经末梢分布。神经纤维从味蕾附近的上皮下神经丛进入上皮层，它的游离神经末梢或包绕于叶蕾的外周（称为味蕾外纤维），或进入味蕾之内而与各细胞相接触（称为味蕾内纤维）。整个舌面约有50万个香蕉形状的味细胞，每40~60个味细胞组成一个味蕾。

② 支柱细胞：呈梭形，与味细胞并列，体形较大，染色较淡。椭圆形或半椭圆形，数目较多。

③ 基细胞：呈锥体形。细胞较矮，位于味蕾的基部。

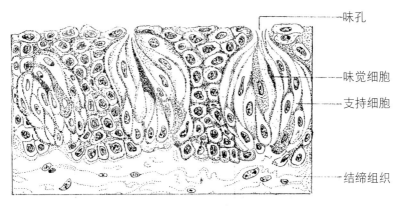

图14　味蕾

五味之中，酸、甜、苦、咸是基本味觉，舌尖对甜味较敏感，舌两侧对酸味较敏感，舌两侧前部对咸味较敏感，而舌根对苦味较敏感。在20～30℃，味觉敏感度最高。

三、舌色

舌象的颜色变化是多样的，常见的舌象色彩有红、黄、蓝、白、黑五种基本色，其他如绛、棕、褐、灰、紫等都是从这五种基本色变化和衍生出来的。一般来说，单纯一色出现于舌象是很少的，大多数情况下是多种色彩的混合，有时是色的浓淡层次有所区别，有时是色的互相掩盖；有时则是同一舌面上出现数种分开的、界限清楚的颜色；有时是色泽不变而仅是舌面水分影响舌色的变化。

舌色的形成与舌组织血流情况有很大的关系。舌乳头的异形变化，如萎缩、焦枯、浸润、食物因素及真菌的发生等，都与舌色有着密切的关系。舌色是舌象诊断的外在形式表现，它反映了内脏病变。

在某些危急病症中，舌色的变化可以在1h内或数小时内发生极大的差异，这种迅速的变化，对病情变化的诊断和预后的判断十分有利。如某些传染病（中毒性麻疹及其并发症），有时仅凭化学检验是来不及的，但凭舌色的敏感变化进行抢救，则可以转危为安。舌色的变化不仅是光学、色彩学的科学运用，还是中医对病机变化的判断依据。

过去中医对舌色的描写，仅是凭医者的个人感观，而且多是笼统性的描述。新中医舌象诊断运用的标准是采用统一的色彩表现命名的，可以明确舌色的具体颜色。只要临床医师都掌握色谱颜色的辨别，就可以得到统一的认识；否则，则不然，例如：在见到黄苔时，只用浅黄、淡黄、褐黄、灰黄等来形容并记于病历上，别的医师接诊时，就难于确定其正确的颜色。如以浅黄为例，中国科学院的色谱中，单以黄色命名的色名就有245种之多，如浅黄就具体地分为杏仁黄、茉莉黄、麦秸黄、油菜花黄、佛手黄、迎春黄、篾黄、葵扇黄、柠檬黄、金瓜黄、藤黄、酪黄、大豆黄、紫馨黄、向日葵黄、鸭梨黄等。用标准的色彩名来描述舌色或苔色，可以被具备有色彩学知识的医师所接受和理解，只有这样，才具有客观的、公认的标准，才能减少主观与随意性。

上面提到的只是舌的苔色，舌诊中还包括舌质色。有苔色者疾病多较轻，而舌质色的改变则预示着内脏病变的病情变化。因此在中医诊断时都标明舌色（舌质的颜色）和苔色，二者是不能混为一谈的。对于舌色、苔色的描述，必须以色谱作为必要的依据，绝不能仅凭主观印象来描述。

1. 舌的颜色与色彩的辨证

① 红色：中医认为红色是火，是热，是在血分，是肝热，是津耗，亦是实证的舌象表现。一方面红色舌的出现，多是发热性的、炎

症性的和兴奋性的疾病表现；另一方面红色
舌亦代表消耗性疾病的虚性兴奋，或是贫血
性病（如恶性贫血的镜面舌，维生素B_2或维
生素B_6缺乏的火红色舌）见图15。

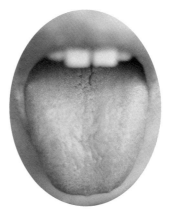

图15 红色舌（舌红
色基本正常舌）

　　鉴别属实属虚，除了看舌色的深浅外，
还要看舌色的鲜晦老嫩，舌面是干枯还是湿
润，是滑腻粗糙还是剥苔如镜等。总的来
说，舌色红，绝大多数是说明身体的抵抗力
仍然存在，但应与舌乳头的消失——莹光镜
面舌区别开来。

　　② 黄色：中医认为黄色，病属里，属实热，属肺热，属胃肺有
热，属火热内炽，属热结，属湿热，属土败。一般来说出现黄色多属
实热性疾病。或初病或里病，是炎症性疾病的表现之一，是体内液体
消耗的表现；另一方面黄色又代表机体整个吸收功能的失调或抗病力
降低（如慢性肝炎、肝硬化的黄晦苔），辨别虚实也要看舌色的鲜晦
老嫩及腐腻燥干的变化。见图16、图17。

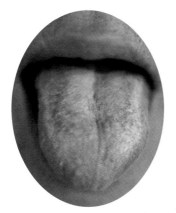

图16 黄苔（玳瑁黄
色粗厚腻苔）

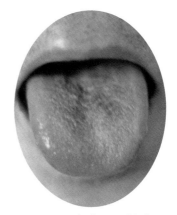

图17 黄苔、棕褐苔
（桂皮淡棕黄色苔）

21

③ 蓝（紫）色：中医认为蓝色为脏腑内伤，气血极亏，极寒，瘀病，胎死腹中，气郁、瘟疫，湿温邪热郁不得解。总之，凡舌见蓝色，一般多属里病，亦为较严重的疾病，与血行、血液成分改变、缺氧、亚硝酸盐中毒、血液循环障碍的心脏病、哮喘及内分泌等疾病有关。舌见蓝色还要看蓝色见于全舌或局限于某一范围。（全舌性病情重，局限性病情为慢性）以及蓝色是光蓝还是晦暗。见图18。

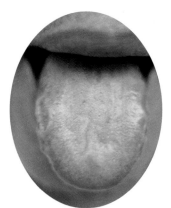

图18 青紫舌（缺氧的白滑苔）

④ 白色：中医认为白色属胃气伤，属湿热证，属湿邪夹痰，属三焦膈膜中病，为一般热性病初期的舌色，但也有白霉色苔、白如膜衣、白如碎饭、白如积粉等属于危重病的白色，鉴别时要注意苔的厚薄、粗滑、干湿；还要注意其苔如砂及如晶体的角化层增厚、硬化等的变化。

⑤ 黑色：中医认为黑色多属于危重症。一般多由黄色苔、棕色苔转变而来。黑色也有寒热虚实之辨，黑而焦枯、燥裂、起刺，舌质干涩苍老，是大热大毒之症；黑色是体液消耗，舌上真菌生长等疾病的常见舌色。反之，黑而润泽则又与机体功能极度衰弱及新陈代谢不能排旧生新有关。

上面介绍的几种基本舌色，其舌色的变化与血液循环、血液成分、舌乳头角化层坏死、乳头上细菌增生萎缩、唾液成分的变化、舌组织的病理改变都有直接的关系。其余如绛色（图19）、紫色、灰色、

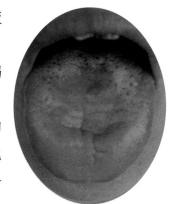

图19 红绛舌（中红光根腻苔）

棕色都是上面几种基本色相互掺和而来。

2. 舌色的演变规律

　　舌的色彩变化，除了给予色彩方面的鲜明印象外，我们还可以根据舌色变化规律加以推断疾病的性质、疾病的轻重、疾病的趋向、疾病的缓急，甚至还可启示预后的良劣。为了便于解释和得到一种形象性的概念，可从下面的两个表（表1、表2）中得到大概的了解。

表1　正常粉红津润舌象的演变规律(一)

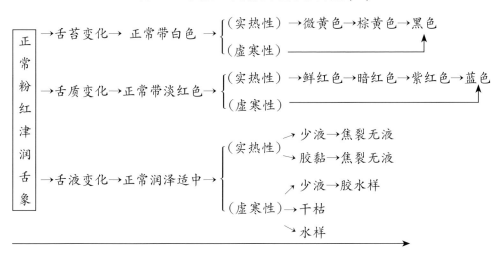

　　表1中顺着箭头方向的发展，是病情进行性变化的表现，是热性病，是功能亢进的疾病，是轻症的病情逐渐加重。在舌苔、舌质、舌液三方面必须统一的情况下，才表示上述的规律。在单独的情况下，变化仅出现于舌苔的，病性多较轻，多数与功能失调性病变有关。变化在舌质的，病情多较重，多数与器质性病变有关。这是指正常的发展而言，真正在诊断时，这两者间的距离是十分接近，甚至是揉和在一起的。我们遇到此种情况，应该加以分析。如舌质鲜红，舌面的舌苔为白色，这表明是热性病的初期舌象，是轻症，是鼻伤风和感冒初

期，是舌苔的正常变化，也是舌质正常演变的趋向。如果有轻热则舌面津液略少，无热则无变化。这是说明功能性和器质性同时处于一种轻度病态的表现，假使情况改变了，舌质变化为紫色，舌苔素面为白色。我们即可推知器质性病变或血液的变化，推知器质受到了严重的损害，推知血中氧也处于缺乏状态。这种状态已说明由于器质的实质病变，已影响到功能的衰竭，是呼吸系统、循环系统疾病，并有食欲缺乏的病征。舌苔的反映也由于功能衰竭，对大脑的反射功能失去灵活的敏感性，再加上呼吸功能或循环的失调，使微细血管出现了瘀血或缺氧，因而舌的表面颜色为白苔，舌质瘀血而呈紫色。通过这些分析我们即可判别这是外感风寒并发心肌炎，是较重的实质性病变引起的功能失调。相反，舌质处于正常，舌的表面颜色为黑色，则表明器质病变很轻甚至无变化，仅是舌上真菌增生或是仅属于功能性疾病，根据它表现的区域，即可从反映点中去寻求属于哪一脏腑的病症。

需要记住，绝不能把舌质的变化与器质性疾病划上等号，也不能把舌苔和功能性疾病划上等号。把它们之间的关系绝对化是不恰当的。因为人的体质结构类型不同，再加上这两个方面是互相制约，互相影响的，它是一个整体的两个方面。

表2　正常粉红津润舌象的演变规律(二)

正常粉红津润舌象

→舌苔变化→正常带白色→无苔淡红色→红色镜面色（或衣膜样苔）

→舌质变化→正常淡红色→鲜红色→贫血色

→舌液变化→正常润泽适中　→黏腻　→多水分

表2中顺着箭头方向的发展，是代表衰弱的加重，是衰弱性、退行性、渐重性的加深，它与表1的情况正好相反，表1与急性传染病、亢进性炎症等疾病有关，表2则与慢性、贫血性、功能衰退性疾病有关。

表1、表2中逆着箭头的方向则预示疾病的恢复和治愈，其余诸种舌苔、舌色的变化，均可按此原理推知。

四、舌形的变化

舌形包括舌的形状、舌的神色与舌的体质。

正常的舌体应柔和、形正，柔和为气液自滋，形正为正气与机体调和。舌体活动灵活，不肥厚，红活鲜明，不偏歪绻缩，不大不小等为正常舌。

舌贵有神，红活鲜明，活动轻灵，富有生发之气、润泽适中，既使有病，也说明症轻而可治。虽为重症，亦有生之希望；神失则表明生机已溃，机体恢复的功能已衰竭，即使轻症亦内伏危机。因此古人强调"得神者生，失神者死"。这是舌诊判断预后的重要依据之一。

1. 荣枯

荣是有生机，有光彩、鲜明的表现。荣者，舌动灵活，舌色红润，有光泽；枯者，舌枯无华，缺少光泽，舌动呆滞，表现缺少生机。荣者舌润津足，枯者舌枯失调、晦暗无光。荣者为有神，枯者为失神。凡病舌荣而有神者，虽病也为吉兆；凡病舌枯晦者，皆为凶险之症。

2. 老嫩

老与嫩是相对的，舌坚挺有力、质实者为老。浮胖娇淡而软者为嫩。老劲质苍之舌，病为实证；娇嫩之舌病多为虚证。

3. 肿胀

舌体增大，或肿胀充满口腔，活动不灵。肿胀舌有气液之分，气肿者舌虽肿大，而无齿压痕迹；液肿者，舌体的边缘常有齿压痕迹。

伸舌样愚钝症、肢端肥大症等为实肿，是舌肌及间隙组织与生发层的实质性增生；肾炎、维生素缺乏症的舌肿胀是虚肿，是液体充于肌肉组织而形成。中医认为胀者，浮而肿大也，或水湿泛滥，或痰溢，或湿热上蕴。也有病在血分，胃热及心经热盛的肿胀舌，也有属于热毒、药物、酒毒的肿胀舌。见图20。

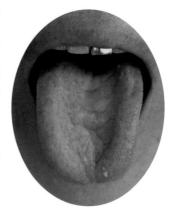

图20 肿胀舌（亦属厚舌）

4. 瘦瘪

小、尖、瘦、薄的舌形叫瘦瘪舌。这种瘦、薄、尖、小的舌的舌质一般是欠柔软的。中医认为心虚血微或内热消肉都可以出现瘦瘪的舌形。舌内属心脾，心脾虚则使舌瘦瘪。瘦瘪舌，多见于肺结核、慢性肾功能衰竭、肺源性心脏病、肺部感染、晚期癌症、营养不良、虚劳病、烟酸缺乏症、恶性贫血、长期胃肠功能紊乱等慢性消耗性疾病。凡舌形瘦瘪，不论是阴阳两虚、气血不足，还是血中燥热灼津，都为慢性疾病或重症疾病的表现。

5. 痿软

舌体柔软，运动欠灵，无力自由转动，痿软舌有久暴之分；暴痿多由热灼所致，久痿是阴虚至极。《灵枢·经脉篇》说："肌肉软，则舌痿。"痿软是肌肉中的筋脉失养而废弛。痿软而舌色淡白者多为心脾气血亏损，不能濡养筋脉；痿软而舌色红绛者，则为热极灼津、阴虚火旺、胃肾气津两亏致筋脉失养。如脑卒中、舌下神经受损，亦常见痿软之舌；重症肌无力症也有舌的痿软表现。

6. 强硬

强硬之舌又叫木舌，是舌体失去柔和转动无力的表现。舌的强硬指神志清醒而舌不能活动，为神经性病变；舌质稍硬则为经脉阻滞，如中风之舌。

7. 偏歪

舌的偏歪是舌的一侧舌肌呈麻痹状态，收缩无力，而健侧弹力正常，牵引变位，病侧则松弛。另一种情况是由于病侧舌肌收缩，失去血脉的濡养，舌伸出后，一侧舌可伸长，而另一侧则不能伸展。凡出现此种舌形时，则应考虑对侧大脑及神经系统的疾病，包括外伤性及脑部肿物压迫神经。中风的舌偏左者为左瘫，舌偏右者为右瘫。见图21。

8. 纵舌

纵者松弛难于收引也。舌纵而舌形干坚，为实热内踞；舌纵而胀满，有神志不清者，属痰热扰心；舌纵而苔白质淡及张口涎下者，多属气血两虚，临床上的纵软舌除见于慢性疾病外，甲状腺功能减退的克汀病，也常见纵舌。见图22。

9. 舌短缩

舌的短缩，有的是因为先天性的舌系带短而使舌不能伸得太长所致，这不属于病态。如病前伸舌正常，病后才出现舌短缩者方为病舌。舌短缩皆属危症，特别是急性的舌缩短，是邪侵三阴，热极，寒极，痰湿，脾肾衰败，气血极虚，舌失濡养，热极生风，痰阻内壅等所致。不管什么原因，急性舌短缩都是中医所说的凶症。急性心肌梗死所致的休克、肝性脑病、流行性乙型脑炎昏迷等也有舌短缩的征象。图23为气血两虚肺结核、慢性支气管炎并发肺气肿（阻塞型）的短舌及痿软舌。

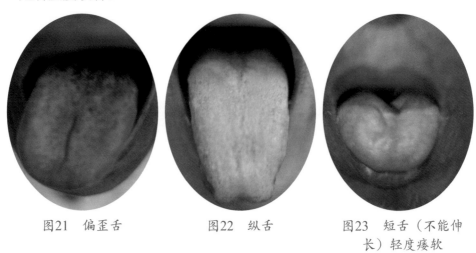

图21　偏歪舌　　　　图22　纵舌　　　　图23　短舌（不能伸
长）轻度痿软

10. 颤动

　　伸舌时出现舌不自主的颤动。中医认为多属于肝经之病，心脾虚亦有舌颤，酒精中毒更为多见。舌的颤动应分肝风或热毒风动，还要辨别色的老嫩、质的鲜明晦暗。正常人伸舌时，舌面由于舌肌的收缩蠕动，是不停地蠕动着的，在舌面的各个区域交替地活动，这是生理性的舌肌收缩，范围小、蠕动有节律、波幅不高，不属于病态。甲状腺功能亢进症、神经官能症、酒精中毒等可见舌颤动。

五、舌苔的生成

　　舌苔是舌面上丝状乳头、菌状乳头及苔色的综合反映。当发生病变时乳头可以出现增生、萎缩、水肿等多种多样的病变，这些变化有时是肉眼不容易辨别清楚的，如红光舌，肉眼观察都平滑无苔而舌红色，津液少或无，做切面解剖看到的变化难以用红光舌解释其病因和舌象实质变异。因此在进行宏观舌象诊断时，还应做微观的舌象检查才能确诊。因此必须拍下其彩色舌照加以分析，这些彩色舌照，可以摆在桌面进行分析与研究。

舌苔的生成机制如果要按每一系统、每一节逐一说明，是没有必要的，因而只在各个具体病症中论述。现在我们仅选择比较易于理解的溃疡病为例加以说明，其余可举一反三。

当外界环境长时间的、强烈的刺激和胃炎、外伤、感染、营养不良等内在因素的刺激传到了大脑皮质，使大脑皮质的平衡失调，并经常存在一个兴奋灶。这种兴奋灶长期存在，大脑皮质细胞得不到休息而经常处于疲惫状态，而使维持和调节体内、体外的功能发生障碍。由于兴奋与疲惫冲突的结果，使皮质下中枢管理功能失调，形成一个恶性兴奋灶。从大脑皮质兴奋灶所发出的冲动，可长期、不断地影响内脏。胃及十二指肠对此感受最强，舌的感受比胃及十二指肠更敏感。最初，胃壁血管和肌肉痉挛收缩，舌苔白色厚腻，或黄色厚腻，即为胃炎舌象。溃疡病的舌苔产生主要是从生理的、保护性的状态影响食欲而减少食物的摄取，以保护胃肠的休息，故而产生的舌苔把味蕾的味觉神经掩盖。由于长久的刺激，胃的组织及腺细胞的正常活动发生障碍。调节内脏器官的自主神经功能也渐渐减弱，胃的分泌时多时少，胃黏膜的抗酸能力也随之减弱而受到胃酸的刺激和腐蚀。舌苔的反射也因经常处于紧张的状态而疲惫下来，反映也显得迟钝，原来厚腻的舌苔逐渐减少了，形成舌乳头萎缩，甚至光滑无苔。这点，特别是胃肠反映点（下文有专节论述）表现得更明显。此时，消化性溃疡病的特有舌苔和舌象便形成了，也就是溃疡病形成了。

因此，我们说舌苔的产生是疾病当中大脑皮质受到刺激而引起反射调节的结果，且这些现象是十分复杂的，不是千篇一律的。但它的规律是可以被我们感知，也可以被我们掌握的。正如要下雨就必须具备乌云和饱和的湿度，再加上温度降低才能形成；天晴必然是天高云淡，和干燥的道理一样。

由于文字的解释缺少视觉的直观效应，我们特地绘制了溃疡病形成和舌苔出现的示意图，见图24。

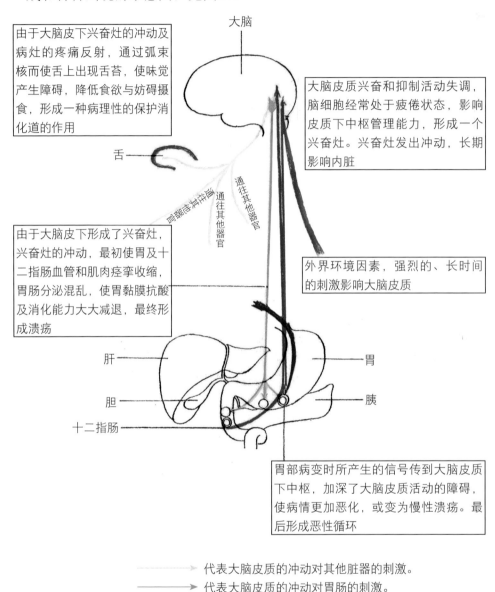

由于大脑皮下兴奋灶的冲动及病灶的疼痛反射，通过弧束核而使舌上出现舌苔，使味觉产生障碍，降低食欲与妨碍摄食，形成一种病理性的保护消化道的作用

大脑

大脑皮质兴奋和抑制活动失调，脑细胞经常处于疲倦状态，影响皮质下中枢管理能力，形成一个兴奋灶。兴奋灶发出冲动，长期影响内脏

舌

通往其他器官

通往其他器官

由于大脑皮下形成了兴奋灶，兴奋灶的冲动，最初使胃及十二指肠血管和肌肉痉挛收缩，胃肠分泌混乱，使胃黏膜抗酸及消化能力大大减退，最终形成溃疡

外界环境因素，强烈的、长时间的刺激影响大脑皮质

肝

胃

胆

胰

十二指肠

胃部病变时所产生的信号传到大脑皮质下中枢，加深了大脑皮质活动的障碍，使病情更加恶化，或变为慢性溃疡。最后形成恶性循环

代表大脑皮质的冲动对其他脏器的刺激。
代表大脑皮质的冲动对胃肠的刺激。
代表外界刺激及胃部或十二指肠的刺激。
代表食物性的（理化的）刺激。

图24　溃疡病的形成与舌苔的出现

六、舌苔的变化

舌苔的变化包括微观的舌苔变化和宏观的舌苔变化。对舌的观察，除注意舌苔颜色的变化外，还要注意丝状乳头、菌状乳头在舌上出现的位置、排列情况、性质等，只要是与正常有轻微区别的变化，都应注意。因为舌象反映的不仅是舌的自身变化，也反映内脏的病变，所以我们不要放过任何一种可疑的舌象。下面进行更详细的介绍。

1. 厚苔

厚苔主要是指丝状乳头角化丝增高及菌状乳头角化层上皮细胞的增厚。临床上常见的厚苔多数指丝状乳头的变化。厚苔包括两种因素：① 乳头角化丝的增高；② 舌乳头本身的增高。厚苔还有厚粗苔，厚腻苔，厚滑苔，芒刺苔等。厚粗苔是单指舌乳头的角化丝增高和乳头本身的增生；厚腻苔是在厚粗苔的基础上，舌液的成分多以黏性唾液为主并有角化丝的腐融存在；厚滑苔的成因与厚腻苔相似，但其舌液多以浆液性唾液为主；芒刺苔舌液少，乳头及角化丝均增生变粗、变厚、变硬。临床上必须分清，不能统称为厚苔或厚腻苔。因为厚苔的性质不同，诊断亦不同。

厚苔的微观变化是角化丝耸立成毛发状，排列整齐，间隙清晰，无附着物，乳头的角化丝均由角化的表皮细胞组成，角化丝有一角质的轴心，周围附着角化细胞，肉眼观察，只有苔厚的感觉，见图25。

厚腻，除了前面已述及厚苔的基本变化外，舌上分泌较多的黏液性唾液或混合性唾液，角化丝变大而分支，轻度倒伏，角化

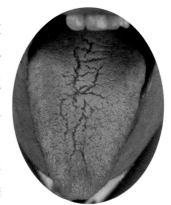

图25　厚苔

丝浸于舌液而呈轻度肿胀，但仍然可以看到或清楚地分辨出乳头的界限，见图26、图27。

角化丝肿胀、倒伏而发展成腐融状时，乳头的角化丝胀大纠缠在一起而无法分辨其乳头，仿佛在舌面涂上一层"豆腐乳"样物质时，称为厚腐腻苔或腐腻苔。根据苔色的不同还可以冠以颜色的名称，如黄腐腻苔、白腐腻苔等。见图28、图29。

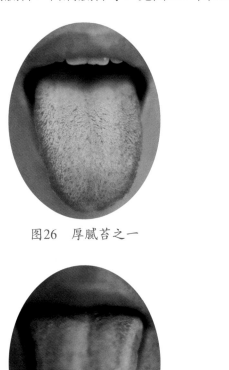

图26　厚腻苔之一

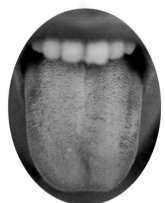

图27　厚腻苔之二

图28　黄腐腻苔

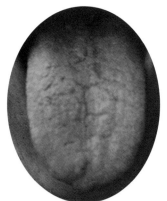

图29　白腐腻苔

如果唾液为浆液性唾液，质清稀时，则称为厚滑苔或厚滑腻苔。腐腻苔与厚滑苔或厚滑腻苔的区分关键是舌液的性质。滑腻是以混合性舌液为主；厚滑是以浆液性舌液为主；厚滑腻苔除了舌液以外，还与乳头角化丝增生倒伏溶融有关。见图30、图31。

厚苔角化丝高耸、质硬而呈犬牙状，角化丝并不倒伏者则称为芒刺厚苔。芒刺样厚苔多见于舌的中部，特别是舌正中沟的两侧，偶亦可见于舌的大部，苔色有白、黄、褐等。

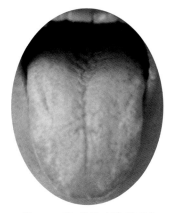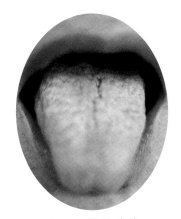

图30 滑腻苔（厚滑苔）   图31 厚滑腻苔

2. 薄苔

薄苔是正常的舌苔。也有病理性薄苔。病理性薄苔是指乳头与角化丝都变低；有时角化丝并不低下，而是乳头间隙组织增生，这就使角化丝显得低，甚或角化丝被间隙组织全部或大部掩埋而看不到舌乳头；有些舌乳头并不萎缩而是角化丝脱落，乳头无角化丝存在，而显得舌苔变薄。总之，丝状乳头正常清晰可辨，角化丝无异常者为正常人的薄苔。薄苔还可以分为薄腻苔，薄滑苔，薄嫩苔等。红光舌、镜石舌也属于薄苔。见图32～图39。

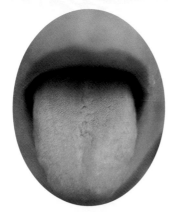

图32　薄苔（薄白苔）正常舌苔

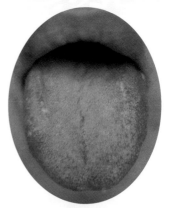

图33　薄（白）苔

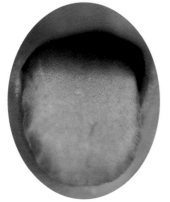

图34　薄腻苔（一）

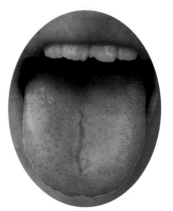

图35　薄腻苔（二）

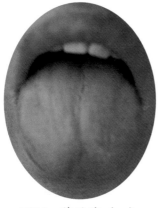

图36　薄滑苔（一）

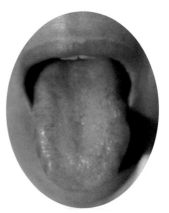

图37　薄滑苔（二）

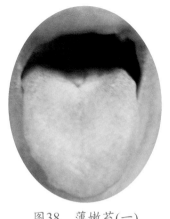

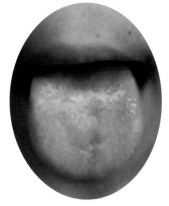

图38　薄嫩苔(一)　　　　　图39　薄嫩苔(二)

3. 膜化苔

膜化苔属于病理性舌苔。膜化苔主要表现为乳头间上皮过度角化，但并不脱落。轻度膜化时乳头间隙消失，而丝状乳头与丝状乳头的角化丝互相融合，或乳头间角化增生增高使上皮连成一片，结成由角化细胞构形的苔膜，乳头亦互相并拢黏结在一起，肉眼观察下呈衣膜化的舌苔，有如盖上一层薄的牛奶皮样。轻者仅是少数乳头的局限性、集落性小点，表面呈丝状，而成为肉眼所见的膜苔丝状苔。见图40～图43。

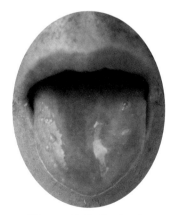

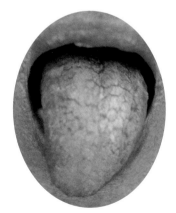

图40　膜化苔（一）　　　　　图41　膜化苔（二）

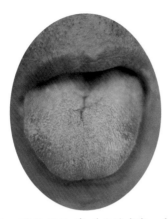 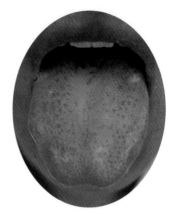

图42 膜化丝状苔（舌边部）（一） 图43 膜化丝状苔（舌边部）（二）

　　膜化苔多为局限性偏多，即使全舌均布满膜化苔，通常仍然可见到间隙组织的分隔，有时有棋盘样的间隔，称为棋盘舌。见图44。其他虚性胃肠病也有类似棋盘舌样的膜化样舌苔，见图45。

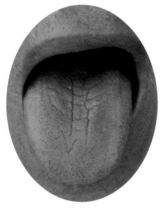 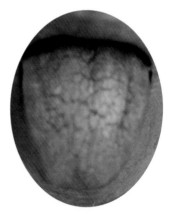

图44　棋盘舌（间隙组织　　　图45　类棋盘样膜化苔
　　分隔的膜化苔）

4. 剥苔

　　膜化丝状苔或膜化苔均可发生局部或全舌的舌苔剥脱，称为剥苔。剥脱的部位不一，有时为散发性，有时为局部性大块剥脱，有时为地图样剥脱。萎缩、新生与剥脱均同时存在，并且有不断转移位置的特点。已剥脱的舌苔又长出新的乳头，已有的乳头又开始萎缩和剥脱，交替地变化着，外观便有剥脱的表象。维生素B₂缺乏症、长期服用抗生素者，常可看到地图样剥苔。见到此种苔象时，应注意上述的萎缩、新生、剥脱及有无转移的特点。图46为局部溃疡样的剥苔。

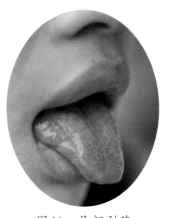

图46　局部剥苔

5. 苔净化

　　舌面无角化丝形成，乳头萎缩变平等均属苔净化。苔净化有下面几种形态的变化：丝状乳头的高度、密度均无明显的变化，角化层增厚，无角化丝形成；乳头顶端扁平而钝，乳头形状界于菌状乳头与丝状乳头的转化型，且不容易分辨，如橘皮上的突出点，均匀密布，角化层稍增厚；丝状乳头消失，仅剩下基底细胞盖于舌面上，固有层的初级及次级乳头外形呈现；乳头被拉平，上皮脚增生，甚或互相融合，失去黏膜的特征，如猪肾样的光泽洁净。中医常称为红光舌、莹光舌、橘皮舌等。见图47～图50。

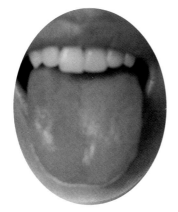

图47　苔净化（无角化丝存在）

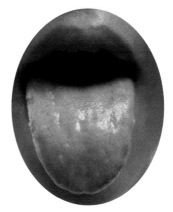

图48　苔净化（界于菌状乳头与丝状乳头的转化型）

37

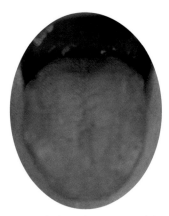 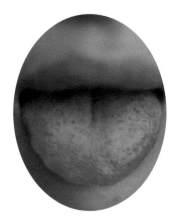

图49　苔净化淡红光舌（失去
　　　黏膜特征）　　　　　　　图50　橘皮样净化苔

6. 齿状舌苔

这种舌苔的产生，主要是由丝状乳头的排列发生变化所形成，它是丝状乳头的病理变化。它的形状有点像牙齿，是角化增生与轻度角化所造成，每粒为0.1～0.2mm。每排由1～3粒或5～8粒组成，没有恒定的数目，每组与每组之间有间隙组织或缺少角化丝的乳头间隔，从舌正中沟向舌边、舌尖伸延、呈微斜排列，形成一种外观均匀的地毡样的舌苔，见图51。正常时，这种排列方式是按"人字"形排列的。见图52。每组与每组，每行与每行，都可以看到正常粉红色舌质。骤然看去，舌乳头与舌质混然一体，为一片粉红色，此即是常人的舌与舌苔。

伤风、感冒及较轻的传染病初期，丝状乳头是按"人"字形排列的。食欲缺乏、胃肠病，舌乳头的排列则改为混乱的"人"字排列或回纹样排列，见图53。乳头有不同程度的肿大，丝状乳头的角化丝增长、分支增加，把舌质盖起来，特别是舌根与舌中，初期为乳白色，后期则为淡肉色或浅驼色。在肺结核，丝状乳头变短，角化层增厚，乳头稍胀，但界限还清楚，乳头数目已难辨认，由于舌质中的血色及乳头中血管的血色不易透过角化层，舌苔便形成皓白色，即色白而缺少光泽。这和中医谈到虚劳病肌肤甲错的角化细胞增生的机制是一致的，而且比体肤出现得更早。舌苔质地粗糙，黏液附着少，舌根部肺的特定反映区域，在病期稍长的病者，乳头开始粘连，菌状乳头（净点）相继出现。如果舌象上出现齿状舌苔，我们即可想到外感、胃肠病及多数传染病的初期，也提示为气管炎、支气管哮喘、肺结核及心脏病的初期或轻症时。当然，这仅是表现于舌苔，特别是丝状乳头变化的一个方面，还应结合舌的区域、菌状乳头的分布情况、大小、形状、高矮、多少及剥脱、纵横裂纹、舌液等，进行综合分析以得到正确诊断。关于图52、图53只是排列的示意，请参看图50舌中后的局部回纹样排列，图33、图34舌根部两侧靠舌边处即为乳头的"人"字形排列。

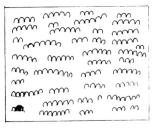 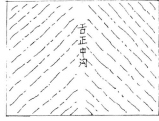 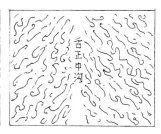

图51　齿状乳头排列示意　图52　"人"字形排列示意　图53　回纹样排列示意

7. 珠状舌苔

珠状舌苔的产生与菌状乳头、丝状乳头均有关。平时菌状乳头很少分布于舌中及舌根，但在疾病时，任何部位都会有菌状乳头或转化型菌状乳头出现。正常时珠状舌苔（或菌状乳头）多见于舌尖或舌前的舌沿，它的排列和形状有点类似于乒乓球拍胶板的突出胶点，大小是均匀的，并保持一定的间隙，表面光亮，无角化层增厚的现象，呈半球形突出于舌面上，宏观油润透明，色为淡郁金红色或水红色之间，这是指其正常状态，它完全属于菌状乳头的宏观表现。在某些疾病丝状乳头变短，角化丝脱落，其形状类似菌状乳头，称为向菌状乳头转化型乳头。相反的，菌状乳头变小，角化层长出角化丝，也似丝状乳头，称为向丝状乳头转化型乳头。病理上相互转化的两种乳头，统称为乳头的转化。但是宏观上是不容易区分的，因此均统称为珠状舌苔。珠状舌苔有如下几种变化。

① 水泡性珠状舌苔：水泡性珠状舌苔，亦称水泡性净点。它的颜色为乳白色或杏仁黄色，有时则为透明的小水珠（蛲虫病、维生素A-D缺乏症即有此表现）或半透明。它的分布有散在、密集或集落性之分。其病理变化为整个乳头全为角化细胞组成，有的仅是角化层增厚，有的乳头中充满胞浆，或角化层下形成空泡。水泡性珠状舌苔多与营养不良、寄生虫病、虚劳、维生素A-D缺乏、高热、强迫性不眠等有关。

② 实质性珠状舌苔：亦称实质性净点。实质性珠状舌苔，正常时是菌状乳头；患病时，由于它的出现位置不同而反映着不同的病变。前面我们已经谈过，对于这种实质性的珠状舌苔（菌状乳头），其表面无角化丝，仅仅覆盖1～2层透明的角化细胞，颜色淡红，有散在性分布的特点。我们通称为"净点"。如果这些净点大小均匀，与其他舌苔在同一水平面上，形状不变，舌红者，为常态。净点突出于舌面，呈现茶花红色时，表示有急性炎症存在，带苏木柴色或枣红色者为有慢性炎症。净点比舌面低，分布于舌根，呈正圆形，或与其他舌苔同一水平者，表示气管疾病；净点比舌面低，且有轻度浮肿，边缘非正圆形，亦出现于舌根两侧，净点由于角化层增生，颜色比炎症性净点稍暗淡，色如谷鞘红，牡丹粉红与龙咀花红之间者，多为肺结核。稀疏模糊而增大非正圆形的净点，出现于舌中与舌边之间的前半部，点与点之间有一定距离，色为牡丹粉红者，多为维生素C缺乏。

净点分布均匀，颗粒大小一致，从舌尖向舌根呈"V"字形或"U"字形分布者，多为蛔虫病的净点，净点越多越密，表示成虫越多。净点如小水珠样透明，突出于舌面，数量多、呈"⊐"形分布者，多为蛲虫病的净点。净点如桑椹样堆砌于舌尖，无间隙组织分开，分布于舌尖呈新月形时，多为神经衰弱的不寐症。其净点延向舌中部，如刺状突起，颗粒分散、色猩红者，多为熬夜过多、强迫不眠的表现。净点细如针尖，每颗都有间隙组织分隔，点距很近。从舌尖边向舌中形成"山"字形分布者，多为精神分裂症患者。总之，净点的大小、形状、高矮、肥胖、萎缩、分布、距离、颜色、角化层是否增生及是否看到乳头下的血色等，都与疾病的病种和性质有密切的关系，在诊断上绝对不容忽视。上面提到的仅是一般情况的知识，在讲述具体病例时再逐一论述。

③ 充血性珠状舌苔：这种净点的特点是在充血性净点的中心，还可以看到更鲜红的充血圆点，其色为淡蕊香红色、艳红色、鱼鳃红色和枸杞红色之间，充血点细而正圆，有如鲜血充盈其中。如妇女正常月经、精神病患者、急性膀胱炎等均有此种充血性净点，除精神病患者外，出现于舌上的颗粒是很少的，且多限于舌尖和舌尖的两侧，需要仔细观察才能发现。

④ 瘀血性珠状舌苔：瘀血性珠状舌苔又称瘀血性净点，是上述三种舌苔的瘀血性表现，只是程度上的差异而已。上述的三种舌苔出现后，再加上瘀血的情况，即预示疾病属于慢性或病情加重。各种舌苔的出现范围与内脏病变有关，不能单凭瘀血性净点的存在来下诊断。凡是有瘀血性净点出现，经血瘀阻的病机毫无疑问是存在的；但有些病，瘀血性净点是过去疾病的遗留，不能当作目前疾病的表现看待，可视为经外的瘀血未除，可继续使用活血化瘀药物，以除余邪。具体的辨别以瘀色变淡，瘀点缩小为依据。瘀血性净点的分散与密集

和病邪的存在成正比。总之，色深者为病未去；色浅淡为余邪未尽。舌质的瘀斑，提示内脏有实质病变。

珠状舌苔的排列可分为两种，即桑椹样排列和散颗粒排列。前者又分为平整的桑椹样排列（图50）和不平整的桑椹样排列（图55），后者又分为均匀整齐的散颗粒排列（图56）和不均匀整齐的散颗粒排列（图57）。

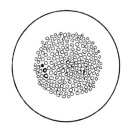

图54　平整密集桑椹样排列

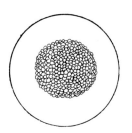

图55　不平整堆砌桑椹样排列

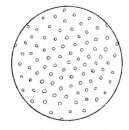

图56　均整的散颗粒排列

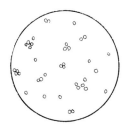

图57　不均整的集落样散颗粒排列

8. 珊瑚样舌苔

珊瑚样舌苔又称侧柏叶样舌苔。它是丝状乳头角化丝增长、增大、腐融等的变化。它的分布有一定的规律，即由舌根向舌尖，由舌中向舌边，向反映点外周伸延，越近舌根越厚，向前则逐渐少而薄，它和舌的自洁功能有一定的关系，但不是惟一的关系。病情轻时，分支短，仍能看到舌质，病重或功能减退时，或转向慢性时，则多呈瓦状重叠，靠近舌质部的珊瑚样分支，仍能清晰辨认，远离的末端，则模糊不清或呈腐融状，互相纠缠混为一片。珊瑚样舌苔的出现，多与消化系统疾病、感染、化脓性疾病、呼吸道疾病、久病有关，如慢性胃炎、食物积滞于胃肠道的消化不良，气管炎、肺炎初期，肺脓肿和肝脓肿等内脏化脓性疾病，蛋白尿及某些癌症的初中期。珊瑚样舌苔有清晰与模糊之分，见图58。

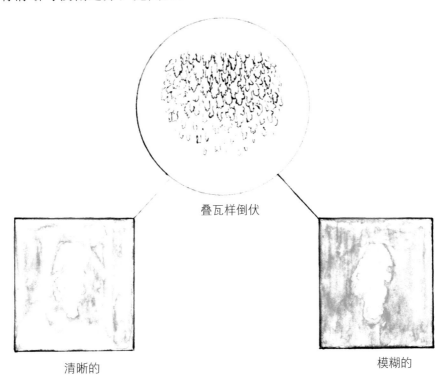

叠瓦样倒伏

清晰的　　　　　　　　　　　　　　　　模糊的

图58　珊瑚样舌苔示意

9. 糊状舌苔

糊状舌苔又称豆腐乳样舌苔。它的分布多起于舌根，逐渐向舌尖前移。舌根及舌心部较厚，舌尖边较薄。消化功能的诸种衰弱、内脏化脓性疾病、各种手术后并发感染、组织坏死、湿浊不化等都会有糊状舌苔的出现。糊状舌苔多与乳头角化丝的腐融有关。糊状舌苔的具体表现有如在舌上抹上一层薄薄的豆腐乳，产生糊状舌苔后舌质难以观察，应从舌边或舌底部观察。见图59。

10. 膜状舌苔

膜状舌苔为舌上覆盖一层白色或灰蓝色的薄膜，形状不一。膜状舌苔是由舌乳头萎缩及乳头、角化丝互相融合所形成，有点似盖上一层薄白的牛奶皮。有时也散在性地产生于局部。见图46、图60及图40、图42。膜状舌苔有时也呈碎砂或饭粒状。此种舌苔出现于局部，多与维生素缺乏、营养缺乏有关；全舌出现多属于极虚之症。中医认为白如积粉，为瘟疫秽浊甚重；白苔如碱，为胃中宿滞夹秽浊郁伏。

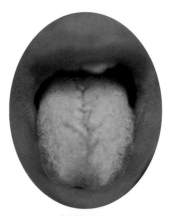

图59　糊状舌苔

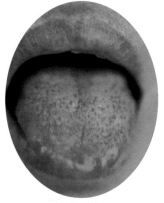

图60　舌尖部局限性膜状舌苔

11. 镜面舌

镜面舌表现为舌面光滑如镜，无乳头可鉴别，见图47～图49。为大部分乳头已萎缩或剥脱，或变短，或间隙组织增生，掩盖了舌乳头所致，机体已无法反映而陷于极度衰弱的情况，有些镜面舌布满大量稀如胶水样的浆液性唾液，伸舌时舌液即从舌尖滴出；有些则为干燥无水，似猪肾样光滑。前者属虚液外泛，后者则属阴涸危症。当然局限性的镜面舌（图61），仅是舌中光滑如镜，是胃阴虚、胃下垂、胃气不能上泛所致，不属于危症，应当区别。高度营养缺乏，各种急性外伤病变，中毒，妊娠毒血症，久病伤阴，功能性月经过多等都会出现镜面舌，应

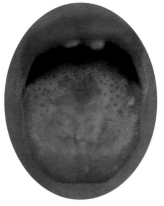

图61　局限性镜面舌（胃阴虚、胃下垂舌象）

进一步观察镜面舌的舌乳头、间隙组织等的变化，不能一概以中医的阴虚来判定。它是机体趋向于"阴虚"的反映。

12. 裂纹

舌苔的裂纹取决于舌乳头的融合，舌乳头角化丝的粘连和舌黏膜萎缩的程度，在舌象表现中可有纵形裂、横纹裂、纵横交叉裂、井形、棋盘形、脑回状、鹅卵石状及皱褶形等。不管它的形状如何，都可以追溯病者过去一定有过胃燥液涸、实热内逼或急性炎变的病史，但目前并无症状。如目前裂纹中颜色比舌质淡或浓，属于目前体内有病的反映。例如，在舌中部出现淡红色的横裂纹，可以考虑为胃有慢性炎症，色加深比舌质更鲜红，且有黄色芒刺苔伴生于裂纹的两旁，可以考虑为急性胃炎；充血加剧呈艳红色者，可考虑并发出血。在舌中稍前舌尖稍后的地方有纵裂纹者，可考虑十二指肠有病变。纵横裂纹并存，应考虑消化性溃疡，裂纹向两侧放射，舌中部又有深陷的不规则短钝的裂纹应考虑胃窦病变。要判断属于慢性还是急性，谁轻谁重，尚应参照舌苔厚薄滑腻，舌的局部为白苔还是黄苔。裂纹出现于舌根中部，也可考虑与心脏病有关；裂纹出现于舌的两侧，由舌根伸向舌尖，舌边无苔或少苔，舌边比舌体略低并有环纹者，与结肠病有关。裂纹的形状对诊断也有意义，舌的裂纹如皱褶中陷者，应考虑局部有实质性病变，或已证实曾有手术史。临床上在病者中常会碰到不少井形、爻纹、脑回形、鹅卵石样、放射状、扇形等舌裂纹，如无舌质与舌苔的异常，则属于先天性舌裂纹，对诊断无任何意义。古人认为裂纹以虚证居多，尤以血虚阴虚为主。也可见于热证。老年人长时间阴虚者多数有纵横不一，长短不齐的裂纹。有些人舌正中沟甚深，但舌苔、舌质无异常者也属无病裂纹。

13. 舌苔的性质

舌苔的性质取决于病邪的表、里、寒、热及正邪的关系。邪气在表，无苔或少苔，邪气传里、津液结转则舌上生苔。若舌本无苔而生苔者，是胃气上泛，或表邪困固，不能外越，或邪热渐盛，是正邪相搏，胃浊上泛的现象。如舌上一向光洁无苔，表示气虚或胃阴不足，如原本有苔而忽然脱去，说明胃阴干涸或胃中缺乏生发之机。苔薄者常见于邪犯的初期，苔厚者，里滞已深。厚苔变薄说明两种情况：①为邪盛伤阴太甚；②为正气恢复，病邪消退。薄苔变厚，可认为病情加重，或伏邪外露。厚苔转薄，则正气复来，旧苔脱落，新苔生长。

观察舌苔的性质，中医十分讲究苔的有根无根。有根的薄苔，均匀铺于舌面，角化丝与舌乳头紧密相连成为不可分离的一体，属于正虚范围。有病时，虽有厚苔，是邪盛的表现，说明虽有病，而脏腑生发之气并未枯竭。无根的苔，不管苔的厚薄，只见舌光滑洁净，看不到再生迹象，说明脾胃生发之气不能上潮，属于正虚范围。在病情危重时，抵抗力极差，舌面可有腐腻苔，但刮之即脱，苔的有根无根，不取决于舌面苔的厚薄，而取决于舌质的生发层有无再生之机。有根者为轻症，无根者正虚邪盛，属重症。《舌诊研究》认为辨别苔的有根无根，其重要意义有三：① 有根的薄苔，匀铺舌面，是属于正常苔；② 无根的苔，不问其厚薄，只要是舌面洁净光滑，没有再生苔的迹象，便足以说明脾、胃、肾气不能上潮，便属于正气衰竭的范畴；③ 有根的厚苔，虽有代表邪盛的一面，但脏腑的生气并未枯竭。一般来说，有根的苔，是舌上丝状乳头增生所致，表示病邪刺激机体，而机体尚有抗邪之力；无根的苔，一般可见于两种情况：① 为病情危重、抵抗力极差所呈现的糜腐舌苔，是为无根。但此种舌苔，虽刮之易去而无根，但刮去后却极易再生；② 为久病原有胃气，舌上有苔，以后胃气虚乏，不能上潮接生新苔，而旧苔仍浮于舌上，则显现厚苔一片而无根。除此在临床上极易弄错的情况如下，舌苔上面为厚腐的苔，刮之易去而不彻底，仍留一部或大部紧紧与接生新苔参叉交结，这虽也属有根的苔，稍一疏忽即会误认。

在理论上我们把各种舌苔分开来讲，但在临床上除少数舌象单一反应外，多数都存在着多种病理的反映集中于一舌。如有萎缩的舌苔，有剥脱的舌苔，有厚苔、薄苔、黄苔、白苔、滑苔、腻苔，有新生的乳头等，并且随着病情变化而转移位置，有的半侧为病苔半侧为正常苔，总之，看舌的时候应掌握其变化的特点。

舌苔的燥、腐、腻、滑，临床医师亦极易混淆。一般都把厚粗苔误认为腻苔，即是见丝状乳头角化丝的增生便作厚腻苔来判别，其实腻苔有滋润与干燥之别，舌液有稀黏之分。苔厚粗而津稀者为滑腻苔，是以浆液性分泌增多为特点；厚粗而带胶黏的黏液性唾液为主的才为腻苔或厚腻苔；津少而粗厚者为糙苔；津稀与薄白或薄微黄者为白滑苔或黄滑苔；芒刺苔也有燥腻之分，不能不详辨。否则辨病错了，指导用药也错。

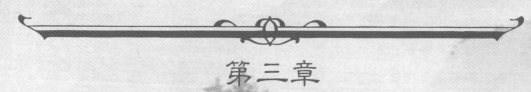

第三章

舌体应内脏定位的反映点

　　舌体应内脏部位的定位学说，由于历代医家的观察体会不同，说法较多。因此有些学者认为"莫衷一是"，或认为在舌上划分内脏的定位"不是绝对的，但在临床上可以间接推测病变的脏腑"。我们的研究，认为古人提出的舌体应内脏的定位学说，是正确的，虽然说法各有出入，但并不排除舌体应内脏定位的客观存在。中医对内脏定位的划分，无处不在，在验眼辨病上，定了"五轮八廓"，耳穴分部定脏腑，面部也按部位定脏腑，脉诊中寸关尺分主不同内脏等，都把内脏反映于体表的情况作了定位。有人认为，它是具有客观科学依据的，不是主观的臆测，它是临床实践的产物。

　　今天舌体应内脏定位的反映区域已经可以用模拟的动物与人体实验证实。在中医的实践中，把人体作为一个"黑箱"，向"黑箱"输入相应的信息，经过"黑箱"内在的变化后，就会向"黑箱"外发出相应的效应信息，效应信息就是"黑箱"变化的规律反映，理解效应信息的规律，就可以认识人体内脏变化的定位与变化情况。另外在"生物全息律"中也认为任何一个组织与节段都是人体整体情况的缩影，这种缩影并不是按照内脏的实体再现的，而是通过特定的形式与规律来反映的，这就是用"信息论"指导中医去确立舌体应内脏定位的根据，也就是《内经》提到的"受诸内，形诸外"的指导思想。

　　尽管对定位的分布区域有多种说法，但历代医家从不反对定位存在的本身，只是提出各人对定位区域的认识而已。即内脏在舌体上的反映是肯定的，否定这一点就等于否定中医的定位学说，因为中医舌诊的定位学说是望诊中的重要内容。古人常说："望而知之谓之神，闻而知之谓之圣，问而知之谓之医，切而知之谓之工。"把望诊的高明，喻为达到了出神入化的诊断手段，不管望面、望眼、望耳、望掌纹还是望舌，都离不开体应内脏定位这个中心。它是中医完整体系不可分割的内容。我们认为人体的任何部位都会按不同的部位和规律对应着内脏疾病的情况，请参见图62～图64。

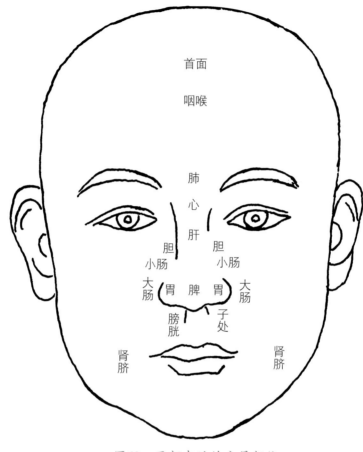

图62 面部内脏的分属部位

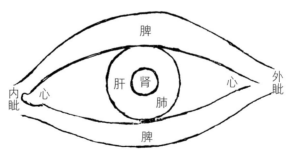

图63 目部五脏的分属部位

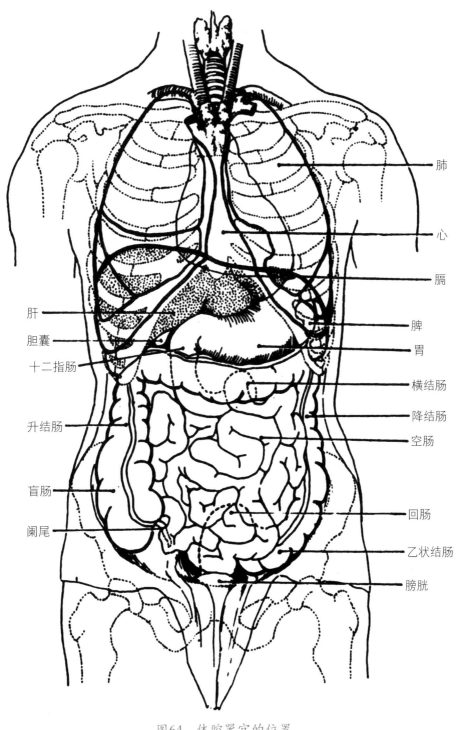

肺

心

膈

脾

胃

肝

胆囊

十二指肠

横结肠

降结肠

升结肠

空肠

盲肠

回肠

阑尾

乙状结肠

膀胱

图64　体腔器官的位置

　　上面三幅图片说明，机体应内脏定位是中医辨证的传统方法，是中医学术体系不可缺少的一环，临床实践证明，运用这些方法诊断疾病是有效和准确的。由于历史的原因，这些方法多易被医者忽视，进行这方面的研究的人不多，即使有研究，也由于缺乏科学性而没有取得统一的认识。单拿舌体应内脏定位来说，就有很多种不同的定位法，所定的位置也各有不同，因而就给人一种莫衷一是的感觉，目前有关文献的记述有下列比较通用的几种方法。江涵暾《笔花医镜》说："舌尖主心，舌中主脾胃，舌边主肝胆，舌根主肾"，见图65。梁玉瑜《舌鉴辨证》中"以舌根候肾、命门、大肠；舌尖候心、小肠、膀胱；舌前面中间候肺（在脾胃之舌中的前方及舌尖后方之间）；左候肝，右候胆，中候脾胃"，见图66。邱骏声《国医舌诊学》认为"以上分法，肺无诊处，且肝胆同气，俱应候于左，右应候肺，与脉法之左候肝，右候肺之义同，而膀胱居最下位，配于舌尖，也有可议，应候于舌根，因肾与膀胱为表里"，见图67。《中医舌诊》又大体作如下划分："舌尖反映上焦心肺病变；舌中反映中焦脾

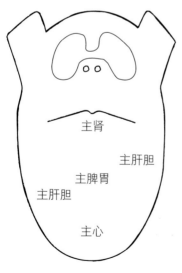

图65　江涵暾《笔花医镜》定位法

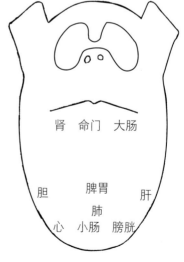

图66　梁玉瑜《舌鉴辨正》定位法

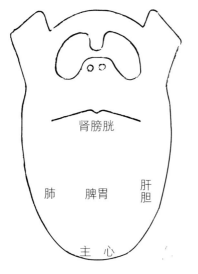

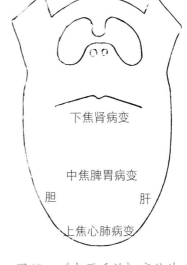

图67　邱骏声《国医舌诊学》定位法　　　图68　《中医舌诊》定位法

胃的病变；舌左边反映肝病、舌右边反映胆病；舌根反映下焦肾的病变"，见图68，这是五脏分法与三焦分法的结合。我们认为上面的分法，特别是《中医舌诊》的分法，是当前比较公认的一种，大部分是可靠的，但也有不足与错误的地方，因为他多数仅限于五脏，其他内脏没有反映，且肝胆互为表里，焉能左右分属？有些还以气化经络作为解释，如膀胱与肾、心与小肠、肝与胆、肺与大肠等。

　　本书的舌体应内脏定位的区分，是基于生理基础的内脏舌体投影法，结合反映理论与生物全息理论进行定位的。运用这种定位法，绝大部分内脏都能从舌体得到了解，也包含着古人的定位内容，这种定位法，我们称为"舌体应内脏定位的九区分法"，是作者创造而获得论证的新定位法。这种分法的特点都可以通过实验室模拟得以证实。本书就是以这种分法作为中心来进行舌诊新运用的描述。凡是舌面上反映内脏的特定区域，统称为"反映点"，又称反映区域。如胃部即为胃反映点，肾部称为肾反映点等。我们从人体神经锥体束的交叉性认为这种内脏舌体投影的反映区域，反映于舌面的部位定位从反射角度来看与内脏的实体处于相反位置，但从实质上来讲又与内脏的真实位置一致，它是两者的结合，见图69。

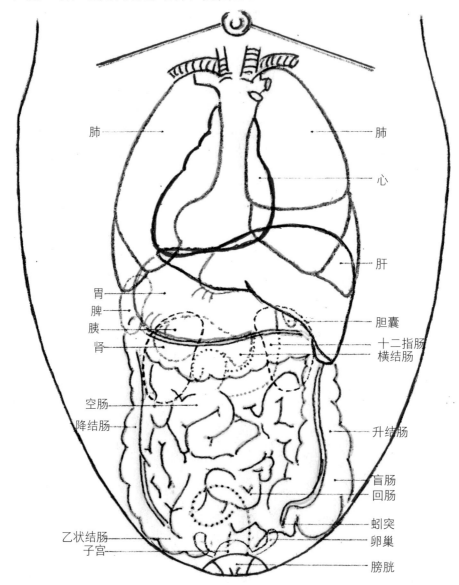

肺　　肺　　心　　肝　　胃　脾　胰　肾　胆囊　十二指肠　横结肠　空肠　降结肠　升结肠　盲肠　回肠　蚓突　卵巢　乙状结肠　子宫　膀胱

图69　内脏投影于舌面定位的示意图（与实体内脏左右交叉）

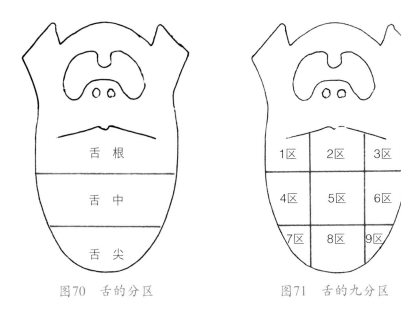

图70　舌的分区　　　　　　图71　舌的九分区

　　为了便于观察，我们把轮廓乳头之前的舌体等分为三段，即舌根、舌中和舌尖，见图70。再在这三段中划上两条相隔等分的纵线，把全舌等分为九个区域，这就是九区分法。从舌根右侧算起，舌根部为1、2、3区；舌中部为4、5、6区，舌尖部为7、8、9区。以后谈到的有关舌象描述与说明均按此而分，见图71。为什么从舌根轮廓乳头之前作为舌象观察的部位？因为第一轮廓乳头以后无法观察，第二轮廓乳头以后由舌咽神经所支配，轮廓乳头之前属舌下神经支配。它们最终都要到达孤束核而反射于大脑（图8）。

　　进行舌诊时，我们必须养成一种习惯，当病人张口伸舌时，第一眼要看的是舌根，依次看1、2、3区，尽可能地迅速观察，因为病者的口张得最大，伸舌伸得最长而又自然就是第一次，而且病者不可能长时间地张口伸舌；其次看舌中的4、5、6区，最后看7、8、9区。因为时间太长，病者舌感疲劳，口舌会发干，这些都是患者难以忍受的，他们便会很快地自动闭上嘴巴，另外舌伸太久，下唇及牙齿和舌的本身压迫舌下的血管，原来红色的舌质，会逐渐变暗，成为绛色或青紫色，失去了舌象的自然反映，易引起误诊。观察时还应注意到，舌是由多种方向性不同的肌肉组成，每组舌肌都不停地收缩与松弛，可以说每秒钟也不停而交替地活动着，因此要求医生应尽快地在动态的情况下观察。一次看不清楚，让患者合嘴休息一下再张口伸舌，可以反复多次观察到满意为止。但对医生来说，最好能养成一种迅速敏锐的观察习惯，同时还要求平时多看一些正常人的舌象，看多了，一旦看到异常的舌象便会马上觉察出来，这就是古人常说的"知常达变"的道理。如果医生不知其"常"，即使"变"在你的眼前，也是视而不见的，特别是一些习惯于概念性诊舌的医生或初学舌诊者，更应注意训练，面积不大的舌面上，反映着数不清的病变情况，有些很小的异常，容易漏掉；另一种情况，在观舌时常被一些明显而特殊的舌色所吸引，漏看了那些不突出的情况。

舌象的表现，有如从太空拍下地球的照片一样，虽然只有不大的范围，它却包含着地球上无数名山大川，展示着千里江山的一切。因此绝不能错过哪怕是十分微小的变化。如在妇女月经病的舌象中，往往只是几颗绣花针针尖样大小的月经反映乳头，便能决定正常月经来潮还是已经妊娠，因此它要求我们不要放过舌象的一切变化。

1. 从交叉角度去观察反映点

大脑锥体束的交叉神经是左右交叉的，即大脑皮质的反射传导到达锥束体后，即经锥体交叉，左向右传导，右向左传导。舌象诊断的反映是依赖神经反射而完成的，不了解锥体的交叉性，便会把左侧的反映，当作左侧的病变，把右侧的反映，当作右侧病变。其实，真正的疾病部位正与反映点存在的部位相反。例如肝胆疾病，中医历来都以左属肝来处理，这可用病理反射在锥体束中的交叉作用来解释。正如左侧脑血栓形成，是右侧偏瘫的原因，左侧偏瘫则是右侧大脑有问题所造成的一样。此外，病变的局部结构变异，不是孤立存在的，而是局部与局部之间彼此相互依存、相互制约的，局部又受整体制约的，任何局部决不能凌驾于整体之上，只有在整体中才具有局部的意义，疾病的整体性与整体疾病在局部的反映，二者是应该统一的。在舌象诊断中的定位反映点，也不能离开这个原则，否则也是片面性的，是不完整的局部定位论的错误认识。舌象的反映点定位，仅是一种整体功能性定型反应形式在舌象上的反映，所以在舌象上出现某一变化时，我们除了考虑舌的定型反应形式外，还要考虑到经络、血管、细胞、神经、组织器官等综合表现。从交叉角度去观舌象的变化，既是中医舌诊特色之一，也是合乎当今科学认识的。

2. 反映点的分布

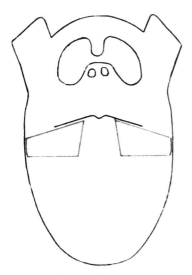

图72　肺与气管疾病的反映点　　图73　肺与气管疾病的舌苔扩散区域

（1）肺与气管疾病反映点的分布见图72、图73。

舌根的1、3区为肺与气管疾病的反映点。凡是在此部位出现舌质与舌苔的变化，多为肺与气管的疾病。它的舌苔扩散是顺着1、4区和3、6区前进的，5区是扩散的波及。出现病变时可有下列数种变化和表现。

① 红色净点：这些净点是粉团花红及报春花红色，有时也会有淡郁金红色，是不规则的集落性散颗粒排列，一般为正圆形，大小如帽针头大或稍小一些的姜红色小点。这些小点，在一般气管炎中及上呼吸道感染引起的咳嗽时，其净点与其他舌苔是在同一水平面上的，圆点不变形，数目5～20颗。肺结核病时，则比其他舌苔偏低，体积稍大，角化层增厚，呈非正圆形的水红色，分布稀疏不一，数目为7～15颗。有空洞时，净点可以扩大到如虫蚀的小斑点，出现于左侧，空洞在右侧，斑点的大小与空洞成正比例，多个斑点则预示存在大小不一的空洞或串状的空洞。在肺癌时，净点颗粒呈半圆形突出，周围绕以间隙组织，有时数颗连成一排或一串乳头，为实质性，角化层与乳头的颜色几乎一致，为曲红色或谷鞘红色。慢性气管炎时，净点为不规则形且稍大，几乎失去了净点的特征，数目也相对减少，宛如小小的剥苔。图74即为晚期偏于阳亢的肺癌临床舌照，其反映区内出现于1、3区，且1、3区近舌边处舌苔已剥脱，但净点仍能辨认。双侧净点数目相差不大。舌中带有腐腻的厚苔，提示双侧肺癌，广泛侵犯双肺。舌质鲜红为晚期的虚阳外越。

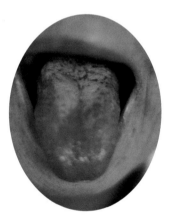

图74　反映于1、3区的肺癌晚期舌象

② 舌苔：气管病的初期，多为齿状的丝状乳头排列，色白而稍粗，略有薄滑感，或稍带糊状，乳头与乳头之间，仍能分辨间隙组织，此是指轻症而言；急性时舌苔转为瓜瓢黄色或淡幽黄色，苔质为

薄腻，多为局限性，1、3区以外多为薄白滑苔。肺结核时舌苔为荷花白色，角化丝短而粗，丝状乳头角化层增厚，几乎看不到乳头下的血色素透达，因此肉眼观察有一种粗糙无华感。炎症的加重舌苔可由瓜瓤黄转向蜜黄色或甘草黄色，最重时可变为棕色或焦褐色。（肺结核无焦褐色苔）肺脓肿为糊样鹦鹉冠黄色或木瓜黄色，似抹上一层"豆腐乳"样。急性肺炎有棕色及焦褐苔。

③ 舌质：气管炎轻症舌质不变。支气管肺炎、大叶肺炎、支气管喘息可有轻度或重度青紫舌，介于淡藤萝紫至青蛤壳紫之间。肺癌时，可以见到阴虚的红光舌，也可见到莹光蓝白色舌。

④ 津液变化：肺与气管疾病舌液多以混合性唾液为主，肺结核由于虚火灼津多偏干；肺脓肿为黏液性唾液，肺炎舌津胶黏。

以上说明的仅是病变的常见变化，是排除了并发症而谈的，但在病人身上，有时是数种疾病同时存在，反映也有此轻彼重之别，不能全以此为准。因为在临床上检查舌象时，是无一例绝对相同的，即使同为一病也有差异，但却有共同之处，应灵活处理。以下均仿此。

（2）心脏疾病、主气管疾病及食道疾病的反映点，见图75、图76。

舌的2区为心脏病的反映点。凡是在该区出现的舌象变化时，多可以想到心脏、主气管、食管的疾病。它的舌苔扩散是由2区向5区扩散，1、3、4、6四区仅是少许的波及，特别是4、6区，有时根本没有影响。

① 珠状净点：为圆形，帽针头大或稍小，起于2区中部及1、3区靠近2区的地方，表面为极淡黄略带红色，为玫瑰粉与鲜鱼红之间，有时亦为玉红色，略呈半透明状，净点比舌略高，分布不整，数量也少，一般为3～8颗，有时也不出现。

② 舌苔：多为米黄色，有时为鲜肉白或豆汁黄色。乳头比正常

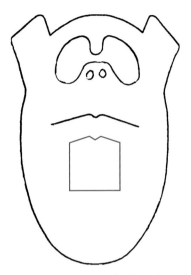
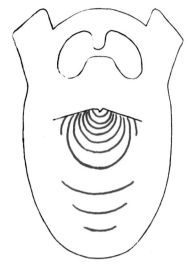

图75 心脏病、主气管疾病及食
道疾病反映点

图76 心脏病、主气管疾病及
食管疾病舌苔扩散区

略小，分布均匀，为平整之桑椹样排列，舌质与舌乳头有时不容易区分，全舌色彩差异不大，这种舌象多见于轻度冠心病、心肌炎、心肌劳损及左心衰竭等。较重时则苔带白滑薄腻。心肌梗死则为珊瑚样舌苔。凡是心脏病，则丝状乳头的增生较少，肉眼观察有一种柔嫩润泽感。

③ 舌质：维生素B_1缺乏引起的心脏病、风湿性心脏病的轻症者，舌质为红色或略淡，而重者为红绛或青紫色，甚重时则为紫绀以色。

④ 裂纹：在2区，无论何种心脏病、病型如何都会出现1～2条纵裂纹，多数平行呈轨道样，裂纹长短不一，浅者为轻症，深者为较重症，更重者裂纹为"S"状或两条裂纹在2区的前半部合拢，呈英文字母的"Y"字或"U"字形。左边的裂纹长和深、弯曲度大的，说明右心病比左心病重，反之则左心病重。2区的裂纹对心脏病的诊断有重要的参考价值。此外，对心脏病者，不应忘记观察舌下的血管，舌两侧的舌深静脉怒张是肺源性心脏病患者的特有体征。血管色青紫多

可考虑充血性心脏病；风湿性心脏病的舌下血管较粗。

⑤ 舌津变化：舌津一般无明显变化，浆液唾液少见，混合唾液稍多见。图77为陈旧性下壁心肌梗死、左室肥厚并劳损的舌象，图78为心肌梗死（缓解期）合并肺癌的舌象。

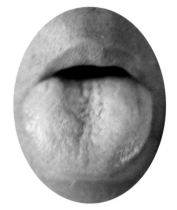 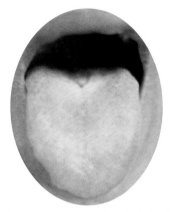

图77 反映于2区的陈旧性下壁
心肌梗死左室肥厚并劳损舌象

图78 心肌梗死（缓解期）合
并发肺癌（右中肺）

（3）胃与十二指肠病的反映点，见图79～图85。

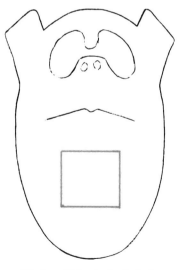 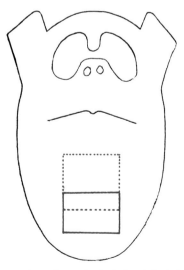

图79 胃部疾病反映点

图80 十二指肠病反映点（实线部）

61

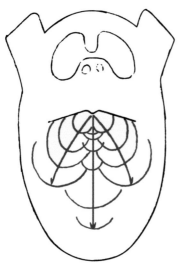

图81 胃、十二指肠病舌苔扩区域

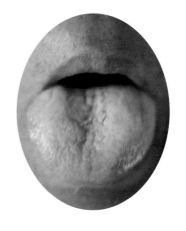

图82 晚期胃癌陈旧性下壁
心肌梗死舌象

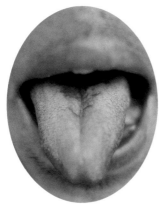

图83 胃窦炎（胃阴伤、肝
热气滞型）

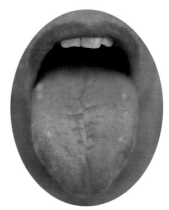

图84 十二指肠及胃溃疡、
胆囊积水（结石）舌象
（5、6区局部稍隆起）

舌的5区及8区后半部，属于胃与十二指肠病的反映点。凡在5区与8区后半部出现舌质与舌苔的变化，可以想到胃与十二指肠的各种病变，其中5区与胃有关，8区的后半部与十二指肠有关。舌苔的扩散是从舌根开始，由1、2、3区向4、5、6区伸延，这是指一般脾胃病的常见舌苔的扩散情况，因为中医认为全舌属胃，如果决定病情的变化及病种时，需要根据该区反映点中的具体变化而决定，全舌的情况只能作参考。

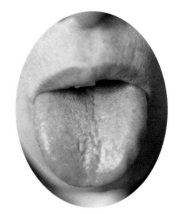

图85 十二指肠球部溃疡并轻度胃下垂舌象（静止期）

① 舌苔的变化：胃肠疾病的舌苔，多开始于不清晰的齿状舌苔，先为荷花白色，继为浅驼黄、砂石黄及虎皮黄；有时为炒米黄或象牙黄，以后则变为清晰的珊瑚样舌苔，或糊状厚腻苔；严重时为黄瓣苔。色为米黄、鹦鹉冠黄、甘草黄、初熟杏黄或土黄，这是急性初期热性者的舌苔变化。慢性者属脾胃虚寒，舌乳头的变化相当于急性，但苔色以白色为主，如舌乳头发生明显变化时，多为乳白色、荷花白、菊霜白色、灰白色，也有部分的象牙白色、汉白玉白或莲子白色及荔肉白色。胃肠功能衰退的另一表现为舌乳头萎缩，角化丝脱落的阴虚无苔舌。反映点少苔时，消化性溃疡的可能性要比慢性胃肠炎大，反之胃炎、十二指肠炎的可能性大。如果为胃癌则该区可以同时出现多种舌苔的合并，但以腐腻苔与小剥脱和萎缩的舌乳头为主。无论哪一类胃肠病，主要的舌苔变化都多数集中于舌正中沟及其两侧。

② 舌质：由于胃与十二指肠病者的全舌均多数布满舌苔，观察时应多注意舌边的舌质。急性者舌质偏红，慢性者偏淡红，胃酸过多者于5区少苔舌质为洋红色，吊钟花红、白芷红、晶红、芝兰紫，间

有纵裂纹；胃癌时舌质如熟瘦肉样或浸水瘦猪肉样，白光带暗白或微蓝，此即中医所称的败色。胃窦炎亦有虚寒与实热之分，苔色随病情而改变。

③ 裂纹：横裂纹多出现于5区，数目为1～3条；纵裂纹多出现于8区后半部；鱼骨样裂纹多沿舌正中沟伸向两侧。胃炎、胃溃疡病多与横裂纹有关；纵裂纹多与十二指肠病有关；鱼骨样裂纹多与胃窦病有关。当然，这仅是大致的区分，如果纵横裂纹同时存在，当与消化性溃疡有关，再加上鱼骨样裂纹也提示胃窦存在病变，具体的诊断仍须参考临床症状。在裂纹出现的同时，舌尖菌状乳头充血明显，呈桑椹样排列，裂纹中的舌质比其他地方的舌质更红时，提示有并发出血的可能。裂纹浅短表示轻症；裂纹深大，弯曲明显或不规则者，多为重症与久病。裂纹两侧的丝状乳头角化丝增长硬化如芒刺者，白色为积滞过甚，黄色为胃热炽盛；裂纹两侧丝状乳头萎缩病情慢而重，是胃气缺少生发之机，胃气不能上泛所致。有些人无病时舌上也有纵横的裂纹，裂纹的颜色与舌质是一致的，属无病或过去曾有过病，目前已治愈而仅留下过去的痕迹，不能认为是胃与十二指肠有病。

④ 舌形：凡胃肠病，舌形一般都比正常舌稍厚或稍大些，中医认为是湿浊上泛所致。如形如哑铃，舌尖大，舌根大，舌中央稍有收缩者，多为胃下垂，严重者更易见到，试令患者强把舌向前伸，使舌成锥形时，于8区和5区之间有一个1～1.5cm苍白的圆形斑块时，多可认为是十二指肠溃疡病。

⑤ 舌津的变化：虚弱者、脾胃虚寒者，多有浆液性唾液的分泌增加，热症者舌津黏腻，为黏液性唾液。久病衰弱者，有时张口伸舌则舌津如水随之而滴出。胃肠病的舌津，大都是混合性唾液居多，故有滑腻感。

（4）肝与胆病反映点。见图86、图87。

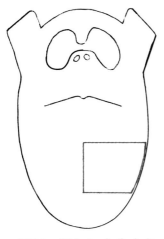 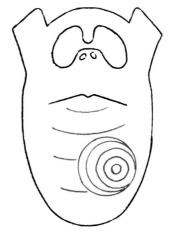

图86　肝与胆病反映点　　　图87　肝与胆病舌苔扩散区域

5、6、8、9区的毗邻是肝与胆病的反映点。肝炎、肝硬化、肝脓肿、胆囊炎、胆结石等肝胆疾病，都会在此处出现凸起或凹陷性的变化，舌苔剥脱，出现结节也常可见到。诊断时需要把胃及十二指肠病考虑在内。中医的分型中有"肝气犯胃，肝气横逆"，"肝病传脾"的理论。

① 舌苔：可参考胃肠病的舌苔变化。一般为齿状舌苔的各种排列形式均有，间有小花剥苔，重症有腐腻黄苔大量堆积于舌上，形成由1、5、9区发射的斜线分布于2、3、5、6、9等5个区，似在整个舌面形成三角形的斜布。肝脓肿多为清晰或不清晰的糊样厚滑腻苔，色为乳鸭黄色、谷黄色、土黄色、山鸡黄色、凋叶黄色或玳瑁黄色的混合色彩，间亦杂有荷花白、粉白、灰白等舌苔，但大都在舌苔的边缘，偶尔也见于黄苔之间。

② 舌质：无论哪型肝炎，它的舌质都是典型的洋红色，发展严重为红绛或紫蓝色，为什么会出现洋红色，学者认为"肝舌"是肝静

脉（包括大小分支）血行不畅通，血液淤积的表现；另一种原因为毒素物质作用于血管，使血管扩张和肝的代谢功能受到损害的表现。

③ 舌下脉络：慢性肝炎、肝硬化、肝癌等都会引起舌下脉络的膨胀增大，分支粗，呈瘀血状态，脉络的两旁亦同时产生葡萄囊样的串状与集落性帽针头或稍大的瘀点。

④ 舌形：慢性肝炎、迁延性肝炎、肝硬化，舌形多有轻度肿胀，肝的反映点可出现隆起，凹陷或结节样的轻度变化，凹陷性的多与肝硬化、肝癌有关，单纯性肝炎，尤其是乙型肝炎，几乎无任何特异性变化。

⑤ 裂纹：一般性肝炎，很少有裂纹，慢性、迁延性肝炎或肝硬化，可有2～3条纵裂纹，它的分布不一定在肝反映点，尤其是晚期肝硬化裂纹多从1、4、7与2、5、8区交界及2、5、8和3、6、9区的交界处，从舌根向舌尖伸延，裂纹中少苔，但其两侧则布满黄厚、黄腻、黄腐或暗酪黄色舌苔。

⑥ 舌津的变化：多伴随消化情况而改变，可参考胃与十二指肠病项下的说明。

⑦ 肝瘿线：不是所有肝病都有肝瘿线，而是肝病及肾病才比较明显。中医认为早期的肝病多与脾有关，后期则入肾，引起内分泌的失调才有青紫舌，为了阐明这一问题，请参阅图88传染性肝炎肝硬化病因病机示意图。舌的青紫及肝瘿线的特征，就应看作是肝病与肾病的舌象，因为中医认为肝肾是同源的，早期仍应以肝病传脾为指导。肝病的临证表现均具有下列四个特征：a. 没有消化系病而食欲缺乏；b. 上腹胀；c. 疲困；d. 肝区持续性的隐痛或不适，这些症状都与中医的脾病有关。

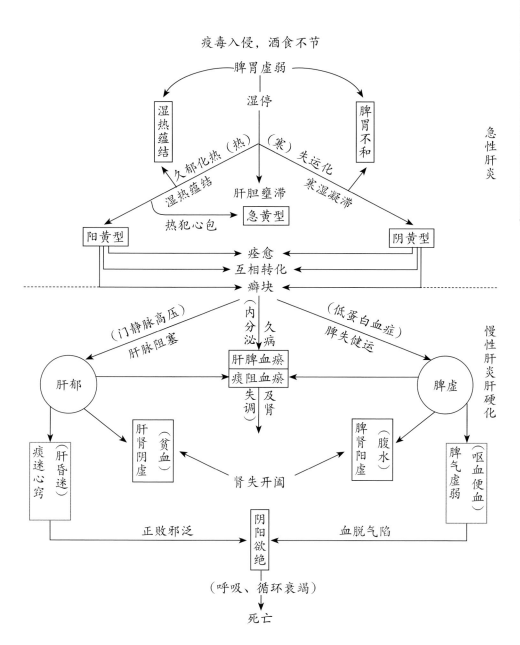

图88 传染性肝炎、肝硬化病因病机示意图

胆病舌乳头肥大，角化丝分支少，舌苔虽厚而净，舌质红色，全舌布满白色舌苔，角化丝角化层稍厚。该区可见到断续不全的环状裂

纹，裂纹中舌质鲜红，局部比相对的另一侧稍粗而无腻感。在虚性及慢性者，舌质偏淡。图89为继发性肝癌的舌象。图90为胆囊炎、胆管囊肿的舌象，后经B超证实；可见胆管部有两个囊肿，与舌象中一黄豆大及一绿豆大的白苔绕以裂纹的舌象诊断完全一致。反映点靠舌正中部有少苔，提示同时患有慢性胆囊炎。

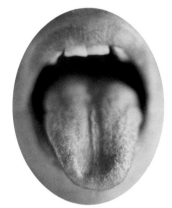

图89　反映于5、6、8、9区毗邻的继发性肝癌的舌象（胃转移，剖腹探查已广泛扩散）

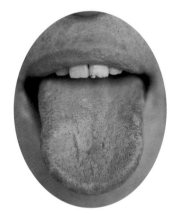

图90　胆囊炎、胆管囊肿舌象

（5）脾与胰腺病反映点，见图91、图92。

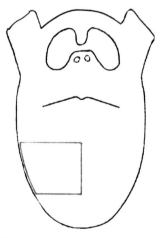

图91　脾与胰腺病的反映点

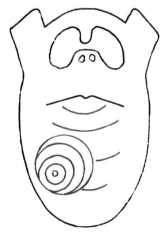

图92　脾与胰腺病的舌苔扩散区域

脾与胰腺病反映点位于肝胆病反映点的对侧，即4、5、7、8区毗邻的地方。脾胰病的舌象情况与胃肠症状有关，可参考胃与十二指肠病的舌象情况加以辨别，只是反映区域有所差异。脾因涉及造血器官，更应注意舌质的变化。急性期在该区可出现薄黄苔和集落性的瘀血样净点或斑块，局部也有隆起或凹陷，该区很少出现裂纹。舌质红苔粗厚黄腻多为急性，舌质淡红、苔薄、白滑多为慢性。脾的肿大有时与肝病有一定关系，也应同时观察肝胆病的反映点。图93为胰腺癌的舌象。

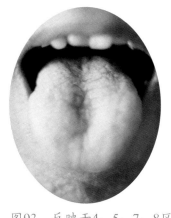

图93　反映于4、5、7、8区的毗邻处胰腺癌临床舌象

（6）结肠疾病反映点：见图94～图100等有关舌象图。

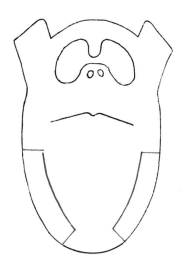

图94　结肠疾病反映点

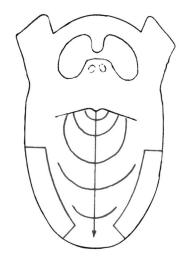

图95　结肠疾病舌苔扩散区域

结肠包括升结肠、盲肠、横结肠、降结肠与乙状结肠。它的反映点系沿着1区的前半部经4区而到7区的后半部和3区的前半部经6区而到9区的后半部的舌侧两边，呈两条宽约0.5cm的带状区域。由于横结

肠的位置和肝、胃、十二指肠、胰及脾互相重叠，只有在其他脏器无病变时才能看到，但在临床上只观察升降两结肠的反映，即可估计到横结肠的情况。如果横结肠为主要病变也可看到横贯于4、5、6区后半部的裂纹与舌苔的明显变化。

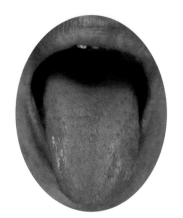

图96　单纯性升结肠炎的舌象（左侧舌边外略肿大）

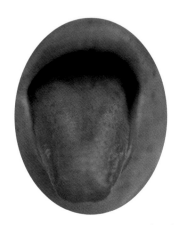

图97　结肠炎的急性期舌象（双侧舌边少苔，可见少许环纹）

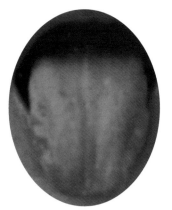

图98　慢性结肠炎脾肾阳虚型舌象（舌边反映点与舌体间有槽纹出现）

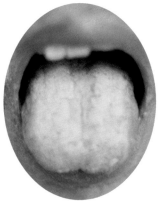

图99　结肠炎舌象为脾虚实湿型，并发前列腺炎（舌反映点向舌边外同现肿胀）

① 舌苔：舌苔的分布和扩散多从1、2、3区向舌尖逐渐增加，先为薄白苔，继为薄腻苔、黄薄苔、黄腻苔，严重者为黄糙苔。转为慢性时则为薄滑苔、淡红舌无苔、青紫舌或紫晦舌质及膜化苔。阿米巴痢疾为糊样苔，暴发性急肠炎则为芒刺苔或黄粉状粗糙干苔布满全舌，在这些舌苔中，轻轻拨动，则可见到深红色的短小弧状裂纹。

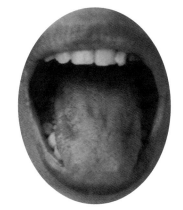

图100　慢性脾肾虚寒性结肠炎舌象（并发酒精中毒、慢性胆囊炎、舌两侧有瘀状带）

② 舌质：实热性、急性者为红色或红绛色；虚性、慢性者为白色、淡红色及晦紫蓝色。有穿孔者为火红色或青紫色。

③ 环纹：环纹就是舌边肌纤维收缩的一种表现，它似放置一条小弹簧似的在舌边处呈环状，如看不清时，令患者把舌尽量前伸，即可见到，环纹稀时，不一定看得到。但几乎所有结肠炎患者在反映区与舌中之间都会有一条明显的分界凹痕，反映点的舌苔很少或全无。

④ 津液变化：单纯性急性结肠炎初期，即使腹泻如水，次数很多，舌苔上都会布满稀如水样的浆液性唾液。这是腹泻初期，机体尚能动员体内水液以帮助排出肠道异物的反应，肠道本身也停止了对水液的吸收，因而初期水泻不仅不反映机体的失水，反而舌液增加之故。当体内液体已无法大量供应肠道排便的需要时，则黏液性唾液代替了浆液性的唾液或舌津干枯。慢性结肠炎多为混合性唾液，功能极衰弱时又转为稀水样唾液，有时张口即会滴出。

⑤ 味觉：不管舌液多少，失水的具体表现在于味蕾的感觉反应。早期唾液虽多，但细胞与间质液已抽出相当一部分的水液，细胞与间质液早已处于失水状态，故必然口苦。但在功能衰弱，舌津虽

少，但仍有口淡感。

图101、图102，是同一患者术前术后舌象的对比。患者在1981年因挖防空洞倒塌而受伤，处于半休克状态，疼痛甚剧而体外无创伤病灶，当时只诊为挫伤腹痛，给予

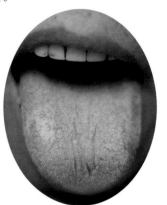 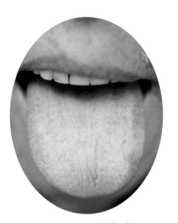

图101　闭合性外伤左侧横降结肠穿孔，肝破裂型成腹膜炎，提示原有慢性阑尾炎及胃病瘢痕

图102　图97舌象术后恢复的贫血舌象

一般处理而无法确诊，通过舌象检查诊断为：横结肠降结肠及空肠穿孔、肝破裂、腹膜炎、陈旧性阑尾炎。由于一些人对舌象的诊断仍有疑虑，但病者休克情况渐重，决定剖腹探查，打开腹腔后完全符合中医舌诊的诊断。剖腹探查诊断为横降结肠间穿孔致腹膜炎、肝破裂2cm、陈旧性阑尾炎静止期。有1例被刺伤腹部的病者，经两次剖腹手术做了大部分缝补术，但患者仍有吐血、便血，原因不明；通过舌诊诊断为胃与十二指肠仍有伤口，经胃镜检查证实，施行第三次手术才治愈，从而引起了外科医师对舌象诊断的兴趣。外科医师认为传统中医特色的诊断结合现代医学，确实提高了诊断的准确性，对新的中医舌诊给予了高度的评价。图103为对图101舌象分析的图示。

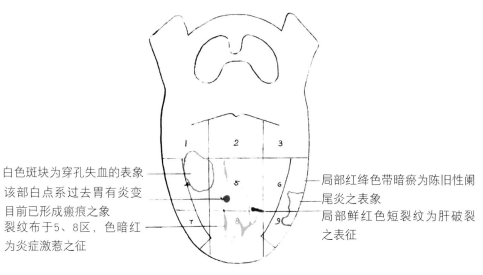

白色斑块为穿孔失血的表象
该部白点系过去胃有炎变
目前已形成瘢痕之象
裂纹布于5、8区，色暗红
为炎症激惹之征

局部红绛色带暗瘀为陈旧性阑
尾炎之表象
局部鲜红色短裂纹为肝破裂
之表征

图103　对图101舌象诊断的分析图

（7）月经病与性腺病反映点，见图104~图109。

7、9区的舌边区域为月经病及性腺病（内分泌）的反映点，它是包括男性与女性的各种性腺与内分泌病的反映点。观察时不仅要看局部还要注意全舌的变化，对反映点中的净点还要做细致的对比，如是实质性的、充血性的还是瘀血性的，有无瘀点、斑块及其大小与分布；色泽、舌质、舌面上的斑块点，哪怕仅仅是几颗小点，往往就是诊断的依据。另外有些患者7、9区出现暗淡的瘀斑，但患者目前毫无临床体征，按中医的说法当属有血瘀之证，是否和垂体分泌的某激素有关，还是过去有过同类疾病离经之血尚未吸收，这些仍有待进一步的研究。

由于月经病的反映点仅限于7、9区的狭小范围，如果不仔细观察，是易于忽略的。

在月经周期的中期，当雌激素水平出现骤然升高和降低的波动时，舌象亦出现短暂的突变现象。从排卵前后2天舌象上比较，排卵

73

前舌呈瘀红或紫红；舌质充实致密，舌缘肿胀、隆起，常右侧明显；舌乳头充血、充盈、增大、增多，舌尖边缘带红色明显（图106、图107），少津伤阴突出，裂纹加深。而排卵后1天，舌象突然变淡，充血减弱，舌体偏淡嫩或胖嫩或有浅齿印。呈相对肾气不足舌象。由此可以看出，月经周期中舌象变化能敏感地反映肾气盛衰的程度，并同卵巢功能（雌激素水平分泌量）呈平行关系，从而提示月经周期中舌象变化机制与卵巢功能（雌激素水平）具有密切关系。因而，舌象的周期性变化可作为预测雌激素水平等卵巢功能的一项简便指标。

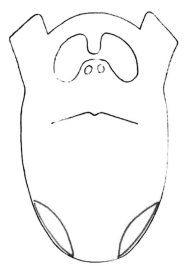

图104　月经病与性腺病反映点

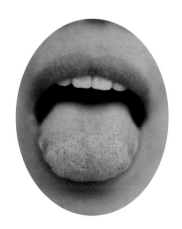

图105　正值月经来潮的舌象
（注意7、9区充血点，本例兼
有神经衰弱的失眠症）

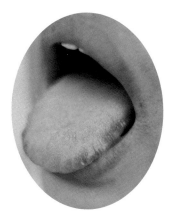

图106 正值月经来潮舌象
（注意9区充血点）

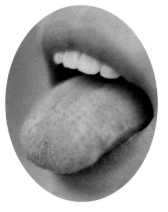

图107 正值月经来潮舌象
（注意9区舌边充血点）

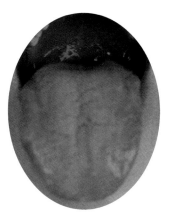

图108 功能性月经过多舌
象（病史20年，周期3周，
冲任不调型）

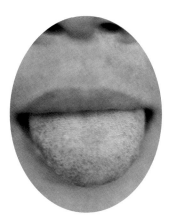

图109 月经闭止舌象（寒
凝血瘀型）

　　（8）子宫疾病及妊娠反映点，见图110~图112。

　　子宫疾病的反映点位于舌的8区，见图110，特别是8区的后半部及中部，而子宫炎症、子宫肌瘤、宫颈炎、子宫癌、子宫脱垂及早期妊娠等，均可从此区去辨别，炎症者该部舌质充血，舌乳头（菌状乳头）相对膨大与充血，或出现散在的稍大瘀点、丝状乳头变低，或有转化的倾向；虚者局部相应地带呈贫血样或出

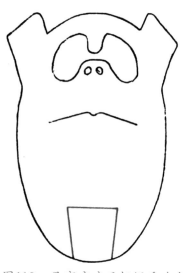

图110　子宫疾病及妊娠反映点

现薄白舌苔；子宫手术者可有不规则下陷性的皱褶纹。妊娠时全舌干净红润，8区的中部可有节律性的与脉搏同步的小搏动（应观察月经病的反映点，观察在7、9区的舌边有无绣花针针尖样的充血净点，如果存在则不属于妊娠），充血净点消失，全舌红润干净，色泽鲜明，再配合脉象的"六脉皆滑，尺脉不断者"，即可诊断为妊娠。

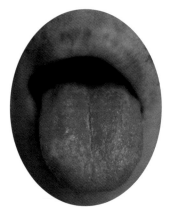

图111　晚期子宫癌舌象（舌质败色）

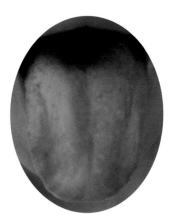

图112　子宫肌瘤舌象（注意反映区的陷下及白嫩苔点）

（9）肾脏病的反映点，见图113～图115。

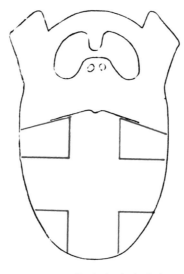

图113　肾脏病的反映点

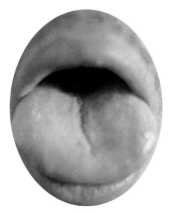

图114　急性肾炎初转慢
性期舌象（水湿溢型）

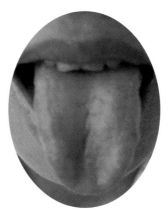

图115　急性肾炎（病变
在左侧）

　　舌的1、3及7、9区为肾病的反映区域。中医认为肾有四个，即内肾二，外肾二。内肾指真正的肾脏，外肾指睾丸。在中医辨证中是一起考虑的。

急性肾炎舌质红色，苔多薄滑或薄腻；慢性肾炎舌多淡白，舌苔白而嫩。舌形多数为肿胀舌，大而厚，津液偏多而稀，舌的1、3、7、9区肥而厚，尤以7、9区更明显。任何肾病，这四个区域均无舌苔，舌乳头均萎缩而有光滑嫩感。它主要是由于血浆蛋白低下，水分从血液中进入舌组织。此外，肾病多伴有内分泌功能紊乱，特别是分泌不足。凡肾病有全舌肥大胖嫩者，即使病情重，治疗效果仍不错；但由胖嫩而转为瘦瘪过多，多属难医，且肾功能的衰竭及肾的损害也重。到了尿毒症时，全舌贫血无华，有时尚可看到白色晶粒，或灰润、灰干而腐秽的舌苔。

从整体看1、3、7、9区，肥大胖嫩而乳头萎缩津稀薄，多可诊断为肾病。久病则有瘀斑，但瘀斑不是必发之象。有些肾虚寒的腰胀腰痛、腰肌劳损、经血瘀阻、脾肾阳虚者也有瘀点或瘀斑，鉴别之法，取决于舌质是否胖大。肾炎的胖舌不完全是水湿泛滥，也有肾虚、肾火不足的因素。

（10）膀胱与尿路（含前列腺）病反映点，见图116~图118。

8区的前半部半圆形的区域为膀胱、尿路及前列腺病的反映点。由于该区有不少器官重叠在一起，如直肠、子宫等，常易误诊，除仔细辨别外，尚宜结合临床综合考虑。

急性膀胱炎症，在半圆形反映点内可见到菌状乳头增生变大、平整的散颗粒充血净点，净点稍高，周围绕以一层欠透明的角化层，如荔枝肉的绕裹样，其他净点则相对色淡或细小，还可以看到1~2条短小弯曲的鲜红色裂纹；慢性膀胱炎则为实质性净点，角化层透明度欠佳。尿路反映点是在膀胱反映点中的一个三角形区域，见图116。不论急性或慢性尿路感染，该区的舌乳头是相对幼小的，舌质的颜色也较淡，外观如细小的三角形贫血区，有滑嫩感。前列腺疾病也表现在尿路反映点内，舌尖稍后缩，8区中前部可有1～2条索状的隆起，舌苔随症的寒热虚实而变化。见图117、图118。

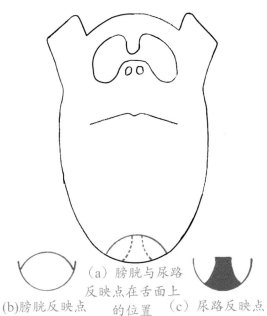

（a）膀胱与尿路
反映点在舌面上
（b)膀胱反映点　　的位置　（c）尿路反映点

图116　膀胱与尿路（合前列腺）反映点

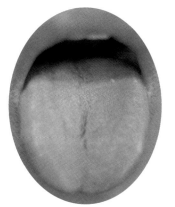

图117　单纯性轻症尿路感
染舌象（注意舌尖贫血样嫩
苔处）

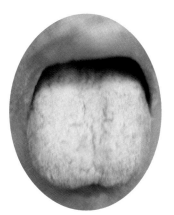

图118　慢性前列腺炎并发
慢性结肠炎（注意8区前面
的索状隆起及舌尖缩凹）

（11）神经性疾病的反映点，见图119、图120。

沿着7、8、9区的舌边，深0.5～1.0cm，呈弯月形的区域，是神经性疾病的反映点。

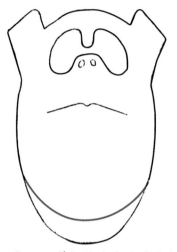

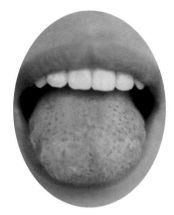

图119　神经性疾病的反映点　　　图120　单纯性神经衰弱不寐轻症伴维生素C缺乏舌象

中医的不寐、嗜睡、多梦、易醒或熬夜后的不眠症关系着多种脏腑。一般地说不寐可分为心脾两虚、心肾失交、肝火扰心、痰食阻胃；嗜睡又分为湿邪困脾、中气不足、阳气虚弱；多梦又分为肝火扰心、心脾两虚、心脾血虚、心胆气虚、心肺气虚、肾不济心；易醒又分为心肝血虚、心胆气虚等。但总离不开一个"心"字。中医认为心主神明，指的是西医学的神经症状；中医还认为心开窍于舌，舌为心之苗。在此不能把它理解为真正的心脏，而是理解为焦虑的反应。

不管上述任何分型，只要有上述的病症，在7、8、9区都可以反映出来。它的特点主要是该区菌状乳头增生，互相堆砌在一起，间隙组织难于分辨，净点与净点互相挤在一起。轻者为平整的桑椹样排列；重者为不平整的桑椹样排列，突出于舌面；实性者为充血及实质性；虚者为水泡性或贫血样。热性者，舌质鲜红，虚者舌质呈贫血样。强迫性不寐（熬夜后引起的），不仅7、8、9区出现充血性净点，4、5、6区也会出现散颗样帽针头大，突出于舌表面，角化层很薄的鲜红净点，即橘皮样，见图50，舌乳头隆起，且十分明显，即传统中医舌诊中称的红星点刺舌。有关神经性疾病的舌象见图121～图123。

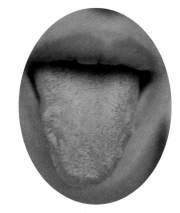

图121 实证神经衰弱不寐症舌象（并发阴吹症、阴道排出无臭气体如放屁状，注意子宫反映点隆起）

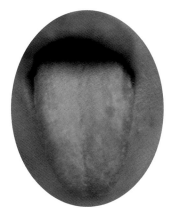

图122 实证神经性不寐失眠症舌象

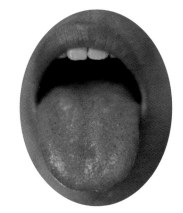

图123 强迫性不寐（熬夜）引起的失眠性舌象

（12）精神性疾病的反映点。

图124中7、8、9区及5区的一部分为精神性疾病的反映点。形若"山"字形或"锚状"。观察精神性疾病的主要点有三：①为该区的细净点；②为净点分布如"山"字形；③为净点比所有舌象的净点色都鲜红，净点之间的间隙组织明显地把净点分隔开来。属热者舌质为凤仙花红色或粉团红色，有时为报春花红色；属虚者为豇豆红、水红

或霞光红色。因为精神性疾病兴奋型或抑郁型，均以心肝火亢偏多，故其舌质偏于红色。舌津一般变化不大，如与周围舌质与舌苔相比是偏于薄嫩的。见图125的临床舌象。

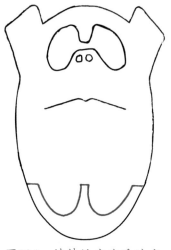

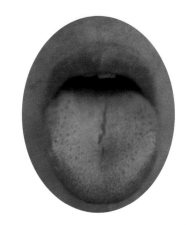

图124　精神性疾病反映点　　　　图125　轻症发作缓解期的精神

分裂症舌象（并发维生素缺乏）

（13）蛔虫病与蛲虫病反映点，见图126~图129。

舌的4、6、7、8、9区为蛔虫病反映点，舌的4、5、6、7、8、9区为蛲虫病反映点。中医一向认为花点舌是虫证的舌象，但也有些学者认为花点舌不一定是虫证的舌象。我们认为传统的中医说法是对的，后者则由于缺乏认识虫证反映规律的方法，而得出了不同的结论。前苏联Б.Н.克留索夫认为：无论儿童或成人，在蛔虫病中都能引起黏膜的特殊变化。他在前苏联《儿科学》杂志中报道：舌的黏膜好像覆盆子一样，舌黏膜常为红色，有时有一层薄膜，除舌尖端和舌两侧外，乳头是正常范围的，只有两侧表面有蘑菇状乳头及舌尖部稍有肥大和充血，呈鲜红色彩覆盆子样红色，此色分布于舌面呈"V"字形。据我们观察，蛔虫病的舌象，是在舌苔上分布着形状大小一致，正圆形，散在性的单颗净点，它从舌尖开始，向舌根部分布，点与点之间，有着一定的距离，靠近舌边较密，越往舌体舌根则渐稀。净点如帽针头大，比其他舌苔略低或在同一水平上，即使舌苔很厚，净点也不会被掩盖。至于舌苔的颜色，则随消化情况而改变，并无固定苔色，它的分布呈"U"形，"U"的中部净点稀少或没有。我们称的净点，是不是Б.Н.克留索夫所说的蘑菇状乳头，如果相同的话，那么Б.Н.克留索夫和我们的观察是一致的。

蛲虫病的净点是更细小的珠状透明小点，有着密布的小水珠，是完全透明而光亮的，突出于舌面之上，是透明的角化细胞所形成，分布成侧写的拉丁字母"Ь"形。净点的分布是散在性的，净点的数目比蛔虫病的净点多，体积也仅有蛔虫病净点三分之一大，净点中反映不出舌质的红色。

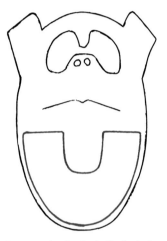

图126　蛔虫病舌象反映点

不管蛔虫或蛲虫，净点越多，成虫越多。为什么Б.Н.克留索夫说虫病能引起舌黏膜的变化，我们认为成虫在体内排出有毒物质，促使人体血液中的嗜酸性粒细胞增多，这种增多，很快便反映于舌的黏膜之上，嗜酸性粒细胞增加，不仅反映于舌乳头，而且毒素较重时，也可以使病者皮肤发生荨麻疹，故我们认为虫病的净点出现和血中嗜酸性粒细胞及虫毒素进入血中有关。

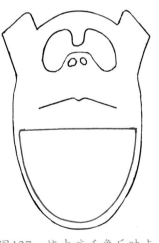

图127　蛲虫病舌象反映点

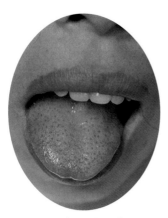

图128 典型的蛔虫病舌
象（成虫量偏多）

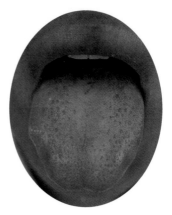

图129 蛔虫病舌象（成虫量
少，并发维生素C缺乏）

（14）维生素B_1、维生素C缺乏症舌象反映点。

维生素B_1及维生素C的缺乏，为营养性疾病之一，早期诊断并不容易，尤其是没有症状或症状不明显的缺乏者，更难辨别。但在舌象中却能提前于症状而了解。维生素B_1缺乏常可引起水肿及浆液渗出，这主要是由于静脉回流增多，但又无法迅速运行。舌体稍胖而产生齿压痕迹，便基于此原理。维生素的缺乏，特别是维生素B_1缺乏，其口腔的反应是十分敏感的。缺乏维生素B_1时，全舌即开始轻度肿胀及充血，舌色淡红，体积增大，有渗出的浆液充于舌肌及舌黏膜之中，肿大的舌尖舌边，挤压于牙齿的后面，造成齿压的痕迹。肾炎引起的肿胀舌与维生素B_1缺乏的肿胀舌不同，前者属于舌肌的膨胀，舌肌富有弹性，舌伸出口腔后并无压痕，后者是浆液的渗出，伸舌后液体的流动缓慢，齿压的痕迹不易马上平复故而留下齿压痕迹。两者病理性质不同故舌象表现各异。

维生素C的缺乏，虽然舌体也增大，舌质淡红色，但没有齿压痕出现。1、4、7、2、5、8区的交界处及2、5、8、3、6、9区的交界处的两条带状的区域是维生素C缺乏的反映点（图131）。反映点中有非正圆形而稍大的散在分布净点，色为雨后桃红、淡绯红及杨梅花红色，有时在净点中间还可以看到1～2个丝状乳头突出其中，形成的净点似一红色小环，形似句号。维生素B₁及维生素C缺乏的反映点及临床舌象见图130～图135。

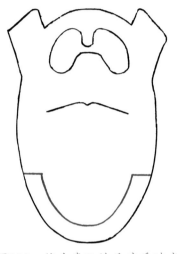

图130　维生素B₁缺乏症反映点

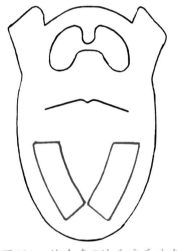

图131　维生素C缺乏症反映点

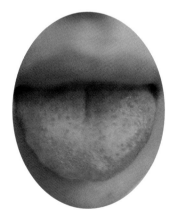

图132　维生素B₁缺乏症舌象

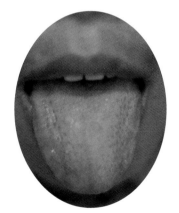

图133　维生素C缺乏症舌象之一

85

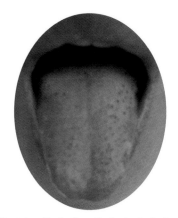 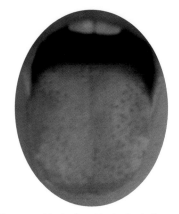

图134　维生素C缺乏症舌象之二　　　图135　维生素C缺乏症舌象之三

（15）胸膜病、腹膜病、空肠病的反映点，见图136、图137。

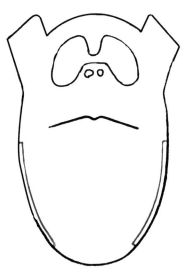 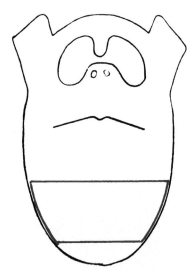

图136　胸膜病反映点　　　　图137　腹膜、空肠病反映点

　　上面列出的十五个反映点，只是常见的内脏反映的"窗口"，并不是全部，有些病种其本身就有其独特的反映方式，如肠伤寒的杨梅舌、三角舌，烟酸缺乏的棋盘舌，胃下垂的哑铃舌，维生素B$_2$缺乏的地图舌等。此外反映点的区域划分也只能作为该区可以找到的内脏联

86

系的反映范围。如子宫、直肠、膀胱、尿路、前列腺等的反映区，几乎同在一个区域，怎样去区别？首先我们要掌握它的反映特点，如净点、裂纹、舌质、舌液的情况，其次从舌色、舌形去区分它的新旧和内脏的变异，最后还可以结合临床的表现与症状，进行细致的分析，是会找到它们异同之处的。因此在观察时，绝不能满足一眼之见的印象，更不能只注意一些明显的特点而忘却那微小的变化。如月经病的黏膜充血，它虽然反映于7、9区，要从净点的大小、多少、有无瘀血、瘀斑、结块、凹陷、隆起皱褶等，哪怕只有3颗鲜红色的异常净点，都要仔细观察。人的舌面积很小，它却反映着人体的五脏六腑和数不清的病种，麻雀虽小，五脏俱全。因此在舌象诊断时，应严谨细致，不放过一点可疑之处，再加上平时多观察一些正常舌，把正常舌象掌握，见到异常舌象时，便可以收到知常达变的效果。

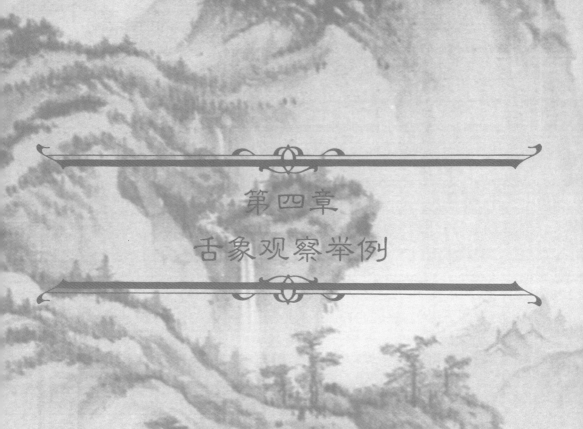

第四章

舌象观察举例

本章谈到的内容只是选择各种疾病的特殊舌象来指导观察的方法。因为人的体质各异，年龄、性别及疾病的类型均有不同。如感冒，有风寒、风热、夹湿、虚人之分，又有以鼻伤风、普通感冒、流行性感冒之别，还有侵表、侵腠理、犯肺、犯咽等，慢性病的掺杂也会同时反映于舌象之上，在观察时都会受到一定的影响。本章所谈的举例，都是排除本病以外的情况进行论述的，只能提供一种参考。

1. 普通感冒舌象举例

普通感冒是最常见疾病之一。初期全舌平均地布满白色，很薄的舌苔，1、2、3区齿状舌苔的"人"字形排列，色亦较白，不粗糙，中等度湿润，全舌白红色，舌质红色。病情波及鼻咽及喉咽时，舌的1、2、3区渐渐出现一些淡黄色略粗和厚的舌苔，舌面津液略少（即无明显湿润感），舌尖、舌边均为红色无苔。炎症往下发展，即中医的风热犯咽。风热犯肺时，扁桃体、声带、上呼吸道有了炎症，则1、2、3区的黄白苔增加，舌苔的纹渐模糊而增厚，黄色向4、6区伸延。一旦咳嗽产生，舌的1、2、3区黄色舌苔较前加深，同时出现与舌苔齐平的或稍突起的红色净点，净点如帽针头大或略小，点上干净，净点加多，咳嗽则加剧。正常的净点一般是10～30颗，此时胸透可出现肺纹理增粗的影像，较重时净点略高于舌苔，正圆形，净点的分布无一定规律，多集中于1、2、3区，少数向4、6区蔓延，形成气管炎性舌象。

普通感冒的舌苔变化虽多，但其特点易于掌握。

① 舌均有白色的齿状舌苔，呈"人"字形排列，比正常舌的舌苔略粗，病重者有黄色、黄白色厚腻舌苔。

② 味觉迟钝，失去敏感性，病者多有口糙乏味感，个别无异常，此即感冒五官不灵变化之一。

③ 舌尖边红色，无苔。

④ 舌的湿润度较常人的略干。

⑤ 舌形不变，能舒适展平。

⑥ 并发咽喉炎，气管炎时出现净点，点多病重，点少病轻，点充血明显则症状略重，点淡红则病轻。左舌侧净点多表示右肺气管被侵较左侧轻。

2. 百日咳舌象举例

百日咳全舌均有幼嫩之的珠状舌苔，苔色淡黄（米黄色）并有油滑样感。1、2、3区布有极淡黄而带白色的（象牙黄），质地甚嫩的厚苔。苔向1、4区伸延。由于舌苔的增厚，气管炎的净点被模糊的珊瑚样舌苔淹没，舌正中沟显得特别凹陷，形成两侧高，中间低的轨迹形舌象。此轨形舌苔，由其舌根伸至5区的后半部。其余舌苔为细小幼滑的珠状舌苔，为转化形的舌乳头形成，是平整的，中间也夹杂有较大的半透明有如水珠样的珠状舌苔，如帽针头大的散在颗粒状排列，如莲子白色而亮，突出于舌面，近舌尖7、8、9区稍密。舌尖边红润，干湿适中。由于百日咳的痉咳，舌系带常因牙齿的摩擦，而充血或并发溃疡。

3. 肠炎舌象举例

本节所列举的肠炎舌象，分为三个类型：①细菌性肠炎；②食物性消化不良的肠炎；③胃肠功能障碍所致的肠炎。其症状均以腹泻为主。其他神经性腹泻、胰性腹泻、胆性腹泻及脾肾阳虚的腹泻（慢性结肠炎）等，可参考结肠病反映点结合体征鉴别。

（1）细菌性肠炎舌象：如大肠杆菌、痢疾杆菌、阿米巴等引起的腹泻。舌质多鲜红，特别是初期，舌苔少，舌面水分充足，为浆液性唾液，仅于反映点中有环纹，反映区中无苔而比舌面略低，形成舌边出现两条珊瑚样清晰舌苔，干粗糙涩，舌质为艳红色，舌尖边亦红色，反映点的环纹无苔。如转为慢性，则舌苔由土黄色或砂石黄色珊瑚样变为黄腻的糊样舌苔，舌尖边及环纹的红色变淡。慢性阿米巴痢疾，全舌布满豆腐乳样、松腻、胶黏、糊状舌苔，环纹也盖上舌苔，舌质难于观察，舌正中沟及两侧结肠反映点，接近舌体部分由于舌的松弛和轻度膨胀，出现包括舌正中沟在内的纵裂纹，局部相对少苔。

（2）食物性消化不良性肠炎舌象：本病的特征为结肠反映点出现典型的环纹。初期全舌有白色细小的珊瑚样舌苔，舌面分泌稀的浆液性唾液，量多；病情迁延或较急性者，舌苔多为黄色而厚。由于迁延日久，或食物停留于肠内过久的肠炎腹泻，舌苔多为珊瑚样，舌苔由舌根伸向全舌，苔色黄腻如豆腐乳样；急性者的反映点及舌尖均红色无苔，正中沟明显或有数条树枝状的裂纹，向两侧伸出。

（3）肠功能障碍性肠炎舌象：这种肠炎与机体吸收缺陷有关。舌质淡红色（野蔷薇红），白色齿状回纹舌苔由1、2、3区向全舌伸展，舌面水分多，5至8区之间有不规则裂纹，此裂纹是由舌正中沟向两旁展开，结肠反映点有环纹。如果此舌象渐变为衣膜样膜化苔，乳头萎缩，则为消化功能极度衰竭、营养性、恶性贫血的舌象。此种舌象有多量水分，伸舌稍久，舌津即可从舌尖滴出。但另一种舌象则为舌面光滑如镜，无水而平，舌形略尖；又另一种舌象则为猪腰样色。前者属虚性兴奋型，后者为衰竭型。两型均属重症。

小儿有白色舌苔，兼有口臭，即为消化障碍的体征；若舌苔干厚，呈煤色，表示失水或其他严重疾病。

任何原因引起的肠炎，均有下列特点。

① 结肠反映点均有环纹，环纹上无苔（特殊重症例外）。

② 病初期为白色珊瑚样苔，苔纹幼细清楚，病渐久，则苔色转

为淡黄的模糊珊瑚样苔，甚或变为腐败性黏腻的糊样苔。

③ 急性初期或轻症腹泻，舌面水分多，此与阳虚，副交感神经兴奋的浆液性分泌增加有关；后期及急性重症，舌面水分减少而黏腻，此与阴虚交感神经兴奋的黏液性分泌有关。

④ 急性初期舌质鲜红，慢性及后期舌质渐淡。

⑤ 除反映点外，全舌均有不同程度的白色舌苔。舌苔排列多为"人"字形，次为回纹形，最后为珊瑚及糊样舌苔。

⑥ 有不同程度的味觉障碍，如口糙、口苦、口淡、口甜、食欲多减退。

4. 月经病与妊娠舌象举例

近代医学诊断中，如果病者不把月经情况详细告之，要准确地诊断月经病，恐怕会使医师感到棘手。在舌象诊断中它却可以使我们易于掌握。在正常的舌象中，7、9区下侧的舌边处，就是月经病的反映点。该部稍有充血而无苔，只有少许绣花针针尖样的净点，均匀散落地排列，颜色特别鲜艳呈夹竹桃红色、月季红色，我们即可知道，病者月经适来，经色鲜红；如月经反映点的鲜红净点增大，净点也相对增加，也属正常月经范围，但经量是稍多的；如净点大、色暗红为"山"字形呈豆红色或荷色海棠红色时，即说明病者可有经痛，经色不鲜或经量少等；如舌质淡红，苔色薄白，舌的5、8区出现裂纹，裂纹处于舌正中沟而略宽，7、8、9区有鲜红密集的珠状舌苔，尤以7、9区为著，数目为5～30颗，其余均为红色净点，舌面津润适中，或略湿者，即为贫血性月经闭止。与上述苔象

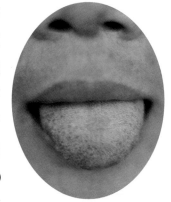

图138 月经闭止舌象
（寒凝血瘀型）

相似而舌质下隐有暗紫斑者，见图138，即为寒凝血瘀的月经闭止。更具体地说：舌质鲜红，7、9区有鲜红的、暗红的、紫红的、紫蓝的瘀黑净点，舌边呈紫癜样瘀血，舌边暗红如酢浆草红、白及红或洋葱紫者，即为内分泌性或器质性的月经闭止。

观察月经病的舌象时应注意，舌苔是否淡白少苔，舌质是否淡红，有无较多的瘀血点；另一种情况是舌质红还是暗，舌苔是什么颜色，白的还是黄的，除了较多的瘀血样舌乳头外，舌质是否有瘀斑块，色淡还是色深，是散漫还是有明显的分界。一般来说色淡而界限分明，多属旧病的遗后，色深界限不明多是目前疾病所致。

妊娠舌象是一种生理舌象，全舌粉红，表面有少许薄白苔、丝状乳头清晰，给人一种红润舒畅感。仅于8区中央部有一宽0.3cm、长0.5cm的弧状凹陷的舟状窝，该部有与脉搏相一致的搏动，舌的7、9区的月经反映小红点消失，此为妊娠头3个月内的舌象。如一时看不清，用棉签轻轻接触舌边，则全舌舒畅地平展，趁平展的短暂一瞬，即能看到。为什么妊娠后舌体干净而红润，主要是血的浓度稀释了，血液易于畅流，胎儿需要血液的供养，一切生理的功能皆处于最佳工作状态，故舌色红润而干洁。

5. 精神、神经性疾病舌象举例

在舌尖7、8、9区出现极细小、绣花针针尖样的鲜红净点，极度密集，颗粒与颗粒之间有间隙组织间开，呈平整形排列，表面无白苔，舌质红色，8区前半部鲜红点向5区前半部伸延，呈"山"字形分布，多与精神性疾病有关，前已在反映点中论及。精神分裂症、癫痫等疾病皆有。

舌尖7、8、9区的净点如帽针头突起，呈不平整形的桑椹样堆砌者，分布于7、8、9区舌边0.5～1.0cm处，有若下弦的新月形者，多属神经衰弱及不寐症。舌质红者属实证，舌质淡红者属虚证。熬夜过多则净点由7、8、9区蔓延至4、5、6区的前半部，突起于舌面如橘皮的脂肪点。属脑实质变者，伸舌困难，偏歪或舌尖缩陷。

6. 胃及十二指肠疾病舌象举例

有长期消化不良症状，其舌头上常布满荷花白色舌苔（或珊瑚样舌苔），舌质淡红，舌的5、8区有椭圆形稍狭长的无苔区，表面光滑或有萎缩性舌苔，有纵横裂纹者，消化性溃疡的可能性大；如全舌仅有薄白苔，舌质淡红，舌面水分润泽，试令患者把舌尽量伸长使成锥形，舌的8区后半部即有一苍白的贫血圆点，再加上平伸舌时8区后5区前有纵裂纹者，十二指肠球部溃疡的可能性大，病期可在3年以内。慢性及浅表性炎症，除裂纹周围有比其他舌苔略粗大的丝状乳头增生的白苔，即为急性浅表性炎症，苔萎缩者多为慢性浅表性炎症。质红，有珊瑚样舌苔增厚，或有芒刺状黄苔出现于裂纹旁者多为急性胃炎；苔色白滑腻者多为慢性胃炎。舌正中沟裂纹向舌边作斜行伸展呈鱼骨形或呈不规则的深裂，裂纹外为腻厚黄白滑苔者应考虑为胃窦炎。舌质淡红，舌面有衣膜样苔，色白如"奶皮"，其中有不规则裂纹，舌乳头萎缩，舌面平滑如镜者，为胃肠功能极度衰弱症。舌的5区与8区少苔或无苔，舌质呈洋红色者为胃酸过多症。舌稍胀大，舌中少苔或无苔，5、8区间有弧形、平行或环形浅裂纹，强令伸舌后4、6区舌质收缩使舌变为哑铃状者，多为胃下垂。

一般消化不良症，初期全舌布满珊瑚样白腻白滑苔；积滞性消化不良为黄厚腻苔或糊样苔。这是由于食物停滞于胃肠过久，中医称为湿浊上泛。

在胃、十二指肠的反映点中，出现无苔或少苔的范围大小、苔的多少与疾病的时间及病程是成正比例的。久病则由多变少、由少变萎、由萎变光，也是成正比的。

①　急性暴发性胃肠炎：当急性暴发呕吐、胃痛、腹泻、腹痛时，全舌布满干燥厚腻的糊样白色、黄色或黄白相间的舌苔，恰似在豆腐乳中渗入少许面粉状。舌比正常略宽而平，全舌可见横展而短小的裂纹，如甲痕样，弓尖向舌尖，舌质全被淹没，舌质色淡红，舌面水分甚少，有干涩感，结肠反映点中尚可看到环纹，环纹上有少许白苔。

②　胃出血：舌质淡红色，苔厚腻粗糙，呈珊瑚样，从1、2、3区伸向4、5、6区，7、8、9区舌尖边有鲜红色珠状密集的净点，5区横裂纹如水波纹状，裂纹中看到鲜红的舌质。

③　十二指肠出血：舌质淡红色，舌苔与胃出血相似，裂纹为纹行而带弯曲，在5区之前8区之后，裂纹中的舌色比舌质更红。

④　肠扭转：舌质红色，全舌均有珊瑚样粗糙厚腻或腐腻的舌苔，舌面干燥。独于5区下部1／2处及8区上部1／2处出现红色无苔，亦无萎缩乳头的"S"状红光区域，在"S"区中有纵横交错的浅裂纹，舌尖有大小不等的红色净点、瘀血点，色暗红或蓝紫色，舌尖少苔，此即肠扭转的特有舌象。"S"形弯曲愈多，则扭转的地方也多，以舌正中为分界，左侧弯曲多而明显则右侧扭转较重，反之则为左侧。剖腹探查与舌象表现完全相符。

⑤　胃癌：舌质舌苔均匀败色，如放置过久的冻肉样，全舌布满粗糙的灰白色或黄腻腐的糊样舌苔，5区有不规则的弯曲裂纹或皱褶，局部稍凹陷，在凹陷的边缘可有晦黄苔，舌底有红色的或暗红色的瘀点，口臭如败肉，见图139、图140。

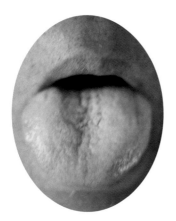
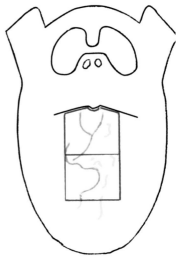

图139　晚期胃癌舌象　　　　图140　图139读片区域图示

7. 心脏疾病舌象举例

舌的2区出现幼嫩的，略突起来的米黄色舌苔，向1、3区轻微扩散，2区的中央部有1～2条纵裂纹，有时为"Y"形或"U"形，也有形似括号"（ ）"的裂纹。纵的裂纹多属轻症，单侧纵裂纹则病情更轻，裂纹变化愈明显则病情愈重。2区除非舌苔过厚，一般都可看到5～10颗水泡性珠状净点，如痱子样凸起，淡黄色，舌质为青紫色，唇亦带缺氧样的淡绀色。舌下静脉扩张而紫蓝色，静脉之外尚可以看到葡萄串状的瘀点集落，或单个较大的瘀点。肺源性心脏病的舌下表现阳性率更高；风湿性心脏病多数为静脉变粗，这可能与静脉压升高有关。风湿性心脏病、先天性心脏病则舌质为青紫色。老年人的舌下也可能有鱼子般的瘀点，一般2区无裂

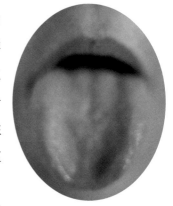

图141　急性广泛性前壁心肌梗死、心房纤颤舌象

纹，舌苔无变化者可能是脉管硬化、血脂偏高、血液回流受阻。见图141，图中舌的2区隆起呈轨状，局部舌苔嫩而淡黄色，诊断为急性广泛性前壁心肌梗死、心房纤颤，均因诊断及时而抢救成功。

8. 肝胆疾病舌象举例

肝脏疾病的舌象，可有两种表现：①包括传染性肝炎急性期的黄疸型、无黄疸型、恶性型及慢性期的迁延型、慢性活动型和长期黄疸型；②包括门脉性肝硬化和胆汁性肝硬化。又可分为腹水型、消化道出血型、消化不良型、肝大或脾大型、昏迷型及潜伏型等。

这里只对传染性肝炎与肝硬化作简要的介绍。传染性肝炎（乙型肝炎病毒携带者无特异表现），舌质呈轻度瘀血，舌底静脉膨胀，分支粗，瘀血状态比舌面观察更清楚，连极细的静脉瘀血也能辨认。舌面的舌苔为混合性舌苔，布满全舌，边略薄而少，舌乳头萎缩不明显，也不胀大、不剥脱，与正常舌苔接近。舌苔的分布为舌根稍厚，糊样略深的晦黄色或浅古铜色，舌体为中等度晦黄珊瑚样舌苔，舌尖为珠状晦黄舌苔。舌尖边隐约可看到贫血样的舌质，色暗红。在肝反映点上可看到结节样轻度隆起，此为慢性活动型较重的传染性肝炎舌象。另外还应注意舌尖边有无充血或瘀血性净点。无黄疸型或乙型肝炎，除舌质带洋红色外，仅是肝反映点舌苔略少（与对侧相比）。

肝硬化具有一种称为"肝舌"的典型舌象。它的主要特点为舌的颜色为独有的洋红色（即红而带蓝，如紫荆红与初荷红之间的颜色），舌体稍肿胀而带结节样的轻微隆起。肝硬化的舌苔多为煮熟瘦肉样晦黄苔，舌苔的分布多集中于2、5、9区，形成一种斜纹苔。按糊样、珊瑚样、珠状的顺序由舌根延伸至舌尖，常掺杂地分布。初期舌尖边的舌质呈淡蓝红色，舌体略大，舌苔黄腻，此为门脉性肝硬化早期舌象，临床上以其他方法尚不能准确测知时，可作为重要的参考。及至肝细胞受损，结缔组织增生，门静脉的血液运行受到影响后，舌尖边的蓝色加深，舌苔渐薄，全舌可以看到凹凸不平的地方，即前面谈到的舌结节或称弧突或丘突，尤以肝的反映点更明显，少数病人也有相反的凹陷反应。肝硬化病情继续恶化，舌的变化也更明显；乳头萎缩、晦黄色苔减少，有时仅于1、2、3区局部见到，蓝红色的洋红色加深而成洋葱紫、桔梗紫、芋紫等色，舌体胀大，表面较光滑，舌的水分开始湿润，以后则干枯如镜，此即中医常称的"舌如去膜猪腰子"；另一种情况，舌面仍有厚腻晦黄色舌苔，舌质1～6区均被舌苔所敷，7、8、9区呈暗蓝色瘀血状态。

所有肝硬变的舌象，他们的舌底的瘀血状态都是较舌面明显的，而静脉怒张更易看到，曲张的静脉及动脉性蜘蛛痣、血管痣，均可出现于舌底，在诊断肝硬化症时，不可忽视。

Pannhorst及Hoffmann认为"肝舌"在肝硬化过程中，是由于门–腔侧支循环的血流影响所致，有人认为"肝舌"是由于肝细胞坏死，肝细胞再生，形成纤维组织代替原来的肝细胞，妨碍了血行的通畅，因而使门静脉高度瘀血而成。但也有人认为"肝炎"的形成是由于毒性物质作用于舌的血管，使血管扩张所致；亦有人认为是机体病变和神经反射的结果。中医则认为是肝郁瘀结所成。

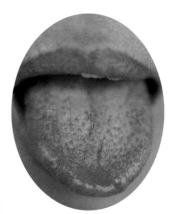

图142　胆囊炎、胆管囊肿舌象

肝脓肿的舌象和慢性阿米巴痢疾的舌象相似，舌体轻度水肿、舌苔黏腻、舌质淡红及有结节等。

胆囊炎舌象，轻症者舌质红色，5、6、8、9区交界处舌苔比对侧黄而滑腻，面积也增大并有较多净点出现，见图142。慢性迁延时舌乳头萎缩变薄，苔色转白滑而少，肝管囊肿见图142，但在肝胆病反映点中有一凹陷如绿豆大的剥苔斑点，红色无苔，视胆石的性质可有少苔区或剥苔点或数个剥苔点等。其余舌苔为黄苔，白苔或珊瑚样粗糙苔，偶亦伴有净点形成的融合性不规则裂纹。

9. 肺及气管疾病舌象举例

① 肺结核：凡是舌质暗红（芝蓝紫色）舌苔淡灰白色，全舌为齿状舌苔，1、2、3区较粗糙而厚腻，齿状舌苔由舌根开始，沿舌正中沟向舌尖边以"人"字形伸展，舌乳头稍胀大，界限分明，质地粗糙，舌面水分干而少，在舌的1、2、3区有疏散的红色净点，尤以1、3区略多，净点比舌苔低，净点与净点之间有一定距离，净点为非正圆形，如帽针头大。如病情日久，1、2、3区如抹上一层薄薄的"豆腐乳"样，净点不被淹没，自始至终都能看到，此为浸润型肺结核舌象。如净点增大变为小小的剥脱，则提示有并发空洞的可能。净点的多少与剥点的多少是和疾病成正比例的。左侧净点多提示右侧病重，反之则为左侧病重。

肺结核的舌象，即使极轻的感染，也能观察到，经舌象诊断为肺结核的病者，有时X线透视可能未见异常，但不能认为无结核病的存在，因为肺结核的轻症，在肺组织的病变未达到妨碍X线透视时，X线透视是发现不了"阴影"的。中医的诊断是凭正邪交争时便会形诸于外的理念。从舌苔中看舌质，由于角化丝的增生，血色不能外达，故色光白，由于肺的氧交换不足而引起舌质的泛蓝紫色。舌1、3区稍低下的净点，任何情况下也能看到，为非正圆形的。虚热灼津，故舌面水分少，有干燥感。

② 肺炎舌象：舌质鲜红，全舌布满粗糙焦黄而干的舌苔，苔色分为三层，近舌质部为灰白色厚腻齿状苔，中层为焦黄干燥的珊瑚样舌苔，上层为稀疏的煤黑或煤褐色粗苔。舌苔的扩散是顺着1、2、3

区，4、5、6区而向7、8、9区蔓延，这是纵的扩散；横的扩散是由2、5、8区向1、4、7及3、6、9区扩大。整舌表面缺少或仅有少许黏腻样唾液，也有不规则的裂纹。由于舌苔过厚，1、3区的净点，仅留下不易分辨的痕迹。

③ 肺脓肿舌象：舌形紧缩略尖，舌的1、2、3区，4区的左半部，6区的右半部，有白色或黄色厚腻浮松的糊样舌苔。舌尖边均为鲜红色或带暗红色，其余舌苔为白厚腻苔；重症则舌津偏少。

④ 气管炎舌象：舌质为粉红色或红色，1、2、3区苔色黄白粗涩，其余各区为白色粗糙珠状舌苔，整齐分布，舌面无明显湿润感。1、2、3区出现与舌苔同一水平面或稍突出的红色净点，比帽针头略小。净点加多及突出舌面，则表示咳嗽加剧，净点一般为5～30颗，净点分布无一定规律，多为单颗，也无固定距离。左侧净点多则为右侧炎症重，右侧多则为左侧炎症重。慢性气管炎时，舌苔多转为黏腻的珊瑚样苔。舌质淡红，水分略湿而滑，即属中医的痰浊阻肺，且净点扩大或变为不规则的小无苔斑点或发展而成浅裂纹。

10. 泌尿及肾脏疾病舌象举例

① 膀胱炎：舌质淡红，1、2、3区有少许黄白色薄苔，渐向4、5、6区扩散，舌的8区前端，有水泡样的净点突起，还可以发现在水泡样的净点中有红色的小点，即净点中仍有净点，排列不整齐，中间还有少许瘀血净点夹杂于其中，它们多分布于8区靠舌尖的半圆圈内，与此同时，急性者还可见1～2条"S"状的裂纹。膀胱炎的特点除上述外，于反映区中水泡性、充血性、瘀血性、实质性的净点同时并存。急性者尖边俱红，慢性者舌尖边淡红而嫩，净点的颜色也淡。

② 尿路感染：见反映点项下的说明。

③ 肾炎：见图114，全舌淡白色或浅红色，苔薄白或淡黄白嫩，

津液中等，舌肥大，但无齿压痕，尤以1、3、7、9四个区膨胀向外突出，无苔。也有一种慢性肾炎，舌体不胖，反而瘦小，但舌的4、7、6、9区仍能见到稍胖的无苔光滑舌。患者都有口淡缺乏味感，治疗时味觉再现即预示好转。前者属水湿浸渍型，后者属阴虚阳亢型。

11. 维生素缺乏舌象举例

① 维生素B_1缺乏：维生素B_1缺乏时，口腔的反映十分敏感，特别是舌的反映。缺乏维生素B_1，舌体可有水肿及充血，舌质松弛，体积增大变长，舌边由于水肿，舌被挤压于牙齿后面使之具有齿压痕迹，特别是7、8、9区舌边，齿痕十分明显。此时患者口腔组织感觉过度敏感，冷热食物均可引起不适。维生素B_1缺乏是组织中渗出水分，挤压久后形成齿痕，一旦解除压迫，复原是不容易的，而肾炎的肿胀舌与肌组织的膨胀有关，肌肉弹力强，一旦解除压迫即易复原形，除非伴有维生素B_1缺乏。

② 维生素B_2缺乏：除了唇炎、皮肤病变、眼角膜周围血管形成等症状外，口角和舌更具有特殊的体征，比其他症状出现的早。舌在初期时有干燥烧灼感，渐转为疼痛，舌表面粗糙。初期乳头肥大，经久后则扁干、萎缩，形成一种剥脱、增生与角化过度同时存在于舌面，并不断地迁移形成地图样红色斑块，尤其是在7、8、9区为品红色有时则为菌状乳头增生与角化过度的彩点状，严重者可有溃疡。口角裂缝，亦因张口而疼痛，表面有放射状白色糜烂、出血，有时产生局部结痂。

③ 维生素C缺乏：舌质淡红，舌浸润轻度肿大，质松弛，但无齿压痕，舌面有珠状、珊瑚样等舌苔，舌津湿润适中。齿龈亦有水肿或萎缩，由于齿龈的萎缩可使齿根暴露，齿龈经常出血，齿龈处于慢性炎症中。维生素C缺乏的舌象特点为于4、7与6、9区两边舌侧与5、8

区交界处，存在着散颗粒的，较大而偏长形的净点，有时净点中可有少数丝状乳头存在，净点微凹。

④ 烟酸缺乏：又称维生素P.P缺乏症。轻者舌质鲜红，少苔或无苔，重者舌苔鲜红或暗红色，舌苔为白色衣膜样，全舌布满裂纹如棋盘的龟裂，故称棋盘舌。舌乳头消失，而形成光滑、融合的片状的膜样。口腔黏膜干燥，并有过敏灼痛，舌边可有溃疡，唇黏膜裂纹加深，医学上称为陪拉格氏舌。本病的慢性患者，充血与增生、浸润与萎缩并存或交替出现；急性者，舌有动脉性出血，舌乳头消失或剥脱。

⑤ 维生素A-D缺乏：一般舌质为淡红色，或接近米黄色，乳头细而嫩（即上皮细胞萎缩），舌面有集落性的小水泡样的净点，净点为角化过度的转化性舌乳头，点与点之间有一定的距离。严重时、净点出现于剥脱舌斑中，剥斑围以白色的退化舌乳头。

维生素缺乏并不止于此，尚有泛酸、维生素B_6、维生素B_{12}、维生素H等缺乏。都有一个共同的特点，即舌的感觉都有不同程度的异常感。今择其主要者列于图143以供参考。

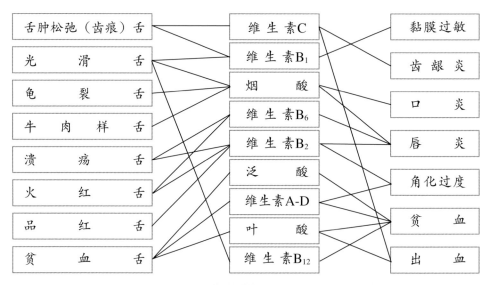

图143　常见各种维生素缺乏症在舌与口腔的表现

12. 其他疾病舌象举例

① 麻疹：口腔第一臼齿的对侧，或下唇深部出现蓝白色，周围绕以红晕，大小如针尖，群集或散在，好像撒上一层稀疏的麦粉样的麻疹黏膜斑。舌的最尖端7、8、9区也有相应的麻疹黏膜斑，更易于观察，由于舌尖乳头充血，蓝白色的斑十分显明。

② 猩红热：咽部有深度充血，局部淋巴腺肿大、咽痛、扁桃体有黄色分泌物，悬雍垂及咽壁红肿，并盖有黏液。舌的表面，最初数日舌苔厚白，渐自边缘开始消失，自第4日起即形成典型的杨梅样舌，发炎的菌状乳头突出于丝状乳头之上，此后则脱屑而光滑，外观灰色，似煮熟样。

③ 伸舌样愚钝症：舌长而狭，有阴囊样裂隙，成若干分支，沟内亦有乳头存在。

④ 甲状腺疾病：甲状腺功能减退症有全舌扁平而宽，常伸舌出口外。甲状腺功能亢进症则有伸舌颤动。

⑤ 弥漫性淋巴管瘤：其舌体过分巨大，而不能容于口内。

⑥ 恶性贫血：舌面光滑如镜（萎黄病无镜面舌），舌乳头萎缩，发红（为淡柠檬色），有光泽，无舌苔，患者可有舌刺痛及灼热感，口腔黏膜也出现鹅口疮及小溃疡性变化。

⑦ 肠伤寒：初期舌苔厚黄粗糙、黏腻而污秽，舌的1、2、3区有煤烟色舌苔，舌尖有草莓样菌状乳头，为不整齐桑椹样排列而突起。伸舌时震颤。舌的4、6、7、8、9区的舌边翘起如匙，并有肠伤寒特有的三角舌征。

⑧ 迟发性萎黄病：又称胃源性低血色素贫血，舌黏膜萎缩，舌痛有灼热感，口角亦有小而痛的裂口。

⑨ 青霉素舌：自从青霉素及其他抗生素大量使用后，抗生素性舌炎常可在临床上见到。舌面丝状乳头全部消失，平滑发红，有持久性的舌痛，有时舌苔变为黑色，即所谓青霉素舌。

第五章

舌象分析

舌象分析是对客观舌象反映的各种变化的研究与判断，它是最后作出诊断的科学手段。根据年龄、体质、先天或后天所患疾病、受侵的脏器、病情的新久急慢等，每一个人的舌象都会出现差异与相似的地方，进行舌象的分析，犹如读X线片一样，但比读X线片更为复杂，且舌象的变化是多变的，难度更大。有关舌象分析的内容除了解病史、症状等外，更主要的是对病人的舌象进行具体的研究，特别是目前舌象和病种、病位与病情的关系，把它作科学性的理解，指导临床辨证与辨病。这里只选择数例加以分析，以帮助学者打开分析思维之路。

1. 阵发性睡眠性血红蛋白尿

中医把阵发性睡眠性血红蛋白尿列入血症、血尿（脾肾不固型）论治。图144、图145为该病临床前后舌照。

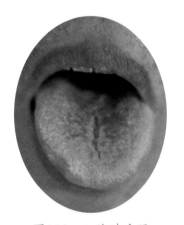 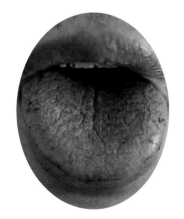

图144　入院时舌照　　　　　图145　死亡前舌照

（1）图144舌象要点，示意图见图146。

① 全舌布满灰黄褐色滑腻厚苔（山鸡褐色），舌根苔松腐如败酱。图146中绿线为苔的凹纹。

② 舌质淡红（粉红）或洋红色。

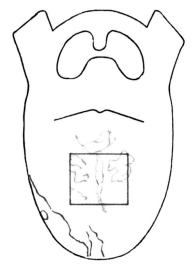

③ 舌形扁平稍胖厚。

图146　读片区域图示

④ 舌的5区正中沟有深纵裂纹，裂纹两侧隆起腐腻白厚滑苔，乳头模糊不清，裂纹暗红色凹陷。

⑤ 舌的7区局部为淡鳖红色，由4区沿舌边而达7、8区的边部。

⑥ 舌的8区中部少苔。

⑦ 舌尖边7、8、9区为淡白薄苔。

⑧ 全舌津液胶黏（黏液性唾液为主）。

⑨ 图146中红线范围内为本病的主要定位点。

（2）舌象分析如下。

① 舌质淡红为血虚之象，红中带微蓝色，俗称洋红色，凡舌色洋红：上文中①项描述的要点是缺氧的表现；上文中②项描述的要点是体内酸度过重的临床表现，视其出现部位而作具体分析。见于5区则为胃酸过多，见于净点则为蛔虫病的嗜酸性粒细胞增加。见于全舌，应从全身情况考虑，今全舌均呈洋红色舌质的颜色，当知血液中

的酸度增加。中医认为气属阳、血属阴；平旦（早晨）为阳生，日晡则阴气始盛，即是说早晨起床后气的功能开始旺盛，各种代谢的功能都在气的鼓舞下相对旺盛，血液中的酸性物质也相对地减少并得到调节以平衡，故酸不致引起溶血；日晡以后阴气开始增加，代谢的功能相对地缓慢，再加上生理上的血液调节的影响，蓄积的酸性物质增多，择其虚脏而犯。

② 全舌稍胖，为肾水泛滥，7区为肾的反映点之一（左肾），亦为外肾（睾丸内分泌的反映区域），从而知左肾受损，内分泌受累及肾虚则夜尿多，肾虚则不能固摄，血中酸盛使血溶，溶血经肾溢而为血尿。

③ 全舌布满灰黄褐的滑腻苔，质如败酱，舌中5区的深裂纹质暗红，知是虚火瘀而内动，病情仍有增长之势。全舌及裂纹两侧的苔均为败苔，提示胃气虚乏，是不继的败象。

④ 根据上述舌象的分析，知病与肾脾有关。脾虚不能统血，肾虚不能固摄，血酸过多，溶而溢于脉外，择其虚脏而下注于膀胱，即为血尿之症。下注的溢血，积于膀胱，蓄而为瘀，故其色如浓茶。

苔色之败，为脾败之征，脾胃后天之本；肾虚不固，血溢于外，肾为先天之本。再加虚火郁而燔，三斧相伐，症属险恶，虽不立死，亦只能延日而已。预后不良。

病例摘要：

邓××：男　63岁

主诉：排浓茶样小便1周，晕倒一次。

病史：反复血尿7年，发作时偶伴发热、腰痛、头晕、乏力。曾于××医院及我院多次住院治疗，诊断为"阵发性睡眠性血红蛋白尿"，曾用激素、输血、止血等方法，有所好转。近1周再度出现浓茶样小便伴主诉病状，收入住院。

辅助检查：① 血常规检查示血红蛋白57g／L，红细胞计数2.0×10^{12}／L，白细胞计数 12.4×10^9／L，中性粒细胞67％，单核细胞9％，淋巴细胞24％

② 舌苔涂片镜检：未见真菌。

③ 血小板：130×10^9／L。

④ 热溶血试验：阴性。

⑤ 尿潜血：（++++）。

⑥ 酸溶血试验：阳性。

⑦ 心电图：左心室肥厚。

2. 晚期肺癌

中医对肺癌无独立病名，多列入肺痈、肺痿、肺结核、失音等范围进行综合辨证论治。本例属虚热灼肺型肺癌，图147为临床舌照。

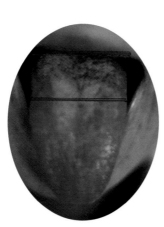

图147　晚期肺癌舌象

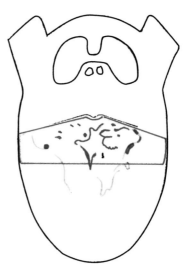

图148　读片区域示意图

（1）图147舌象要点，示意图见图148。

① 全舌舌质为阴虚红光舌，是热邪伤肺煎熬水津而成，故舌红

光少津。

② 舌根1、2、3区及5区后半部产生松软腐腻黄厚苔，是由于肺失敷布，肺气不足，肺阴受损及脾。脾主运化，有升清降浊之机，今肺失脾之散精，蕴郁上犯于肺，故有1、3、2、5区的苔象，图149中绿线为苔区。

③ 舌之1、3区靠舌边处苔剥红光，可隐约看到鲜红净点。

④ 1、2、3区部，净点增大，有些粘连而为红色裂纹，仔细观察仍可看到净点的迹象，非为裂纹。由于1、2、3区均无正常舌苔，知病泛侵于全肺。5区几乎看不到苔迹，胃气不能上潮，无生发之机。

（2）舌象分析如下述。

① 本例肺癌主要在于肺之阴虚，阴不足则相火妄动，火灼于肺，肺愈伤而阴愈虚，肺失肃降，为本病的基本变化，故全舌红光无苔。

② 病位在肺，气阴亏耗，影响脾之运化，水谷精微不能上输于肺，肺津不足则肺阴更虚。

③ "精气夺则虚"、"阳虚生外寒、阴虚生内热"。精气由肾所生，今精夺而生内热，肾为水火之脏，内藏相火，阴虚则相火妄动、火乘于肺、肺阴更虚。反过来，肺虚肾失滋养，则肾阴更虚，形成肺肾阴虚。

④ 本病例起于肺之阴虚，气阴亏耗，影响脾的运化，使肺津不足；阴虚生内热，肾失肺之水气运输，相火失济则妄动，上乘于肺。三者都围绕阴而火灼的中心，互相干扰，互相所乘，促使肺质受损久而酿成癌变。

3. 晚期胃癌

标为肝郁脾虚，本为脾胃虚寒凝败。图149为晚期胃癌舌象图。

（1）图149舌象要点，舌象分析示意图见图150。

① 舌质粉红，舌形扁平，舌右的舌质如水浸瘦肉样草珠红色，舌稍胖。

② 全舌布满滑苔，舌中及舌根中部及舌左侧根部为厚腐腻的桂皮淡棕色苔，舌2、5、8及3、6、9区交界及1、4、7区形成两条带状的白滑腐腻苔，尤以靠舌中部的苔如抹上一层"豆腐乳"样。

③ 2区中出现"Y"字形的纵深裂纹，舌5区亦有弧形及剥苔的裂纹并向下凹陷，裂纹为唇红色。

④ 全舌为黏液性唾液为主。舌乳头的角化丝模糊不清融合难辨。

⑤ 红线范围内为病变所在。

⑥ 舌9区的碎白色为摄影的光反射，非属病理。

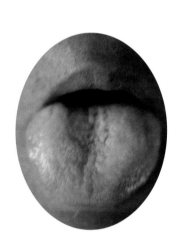

图149 晚期胃癌舌象

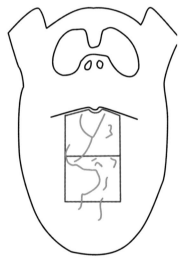

图150 读片区域图示

（2）舌象分析如下。

① 中医认为舌中心属胃，全舌亦属胃。今患者全舌厚腻黄白相间的糊样舌苔，则知病属脾胃之症。中医素以脾胃分属阴阳，合为表里，经络相通，以膜相连，言脾者不离胃，言胃不离脾，是互相调协的器官，共同完成升降之能，为气血生化之源、后天之本。

② 由于脾阳虚而内寒生，寒气凝而胃脾不化湿、湿浊上泛而成苔，苔成而气不运化，浊苔无以自洁，积而变腐，而为胃败之征。

③ 血虚则舌质淡，气虚而舌发胖。

④ 气血两虚，寒凝为结，结而成聚，聚而变瘕，均属脾胃衰竭而致癌。

⑤ 5区的舌苔由于融合黏结而出现深裂纹，裂纹如皱褶状凹陷，表凹而内病为凸，裂纹越多病情越重，裂纹迂回无规律，知病程已久，广泛伤经损络、胃之生发之机已竭，致使裂纹无以修复，综合裂纹与腐腻的舌苔，胃癌的舌象全呈矣。

⑥ 2区出现的两纵纹，为心脏疾病的反映，两纹交汇成"Y"字形质红而苔白，舌质无洋红色，知瘀阻不甚，事关不大。心、肺、脑为生命三脚架，病属重仍未构成险象，近期尚不致殒命。

⑦ 全舌虽布满白黄相间的舌苔，白主寒、黄主热、裂纹色红、知脾虚为肝乘，脘胃疼痛，是肝气犯胃。

4. 泛发性晚期胃癌继发肝转移

图151为泛发性晚期胃癌舌象，中医诊断为积证（气血蕴结型）。

（1）图151舌象要点，分析示意图见图152。

① 舌质绛红色（余烬红与火砖红之间）。舌形瘦瘪，中凹，边翘如匙。舌尖边为洋红色。

② 全舌布满白色舌苔、粉白、荷花白色。5、6、8、9区之间为绀红色，全舌的苔为雪花状的集落性乳头及角化丝的融合，集落与集落之间，可见到舌质。

③ 舌2、5及8区之后出现一轨迹性的

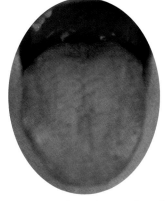

图151　泛发性晚期胃癌舌象

凹陷，色亦为绀红。

④ 5区为胃区，8区为十二指肠反映点，5、6区的交界及6区为肝胆的反映区之一。舌津中等。图152中红线为病区。

（2）舌象分析如下。

① 舌形瘦小属瘦瘪舌，为舌肌上皮萎缩形成，多见于消耗性疾病，如肺结核、肺源性心脏病、晚期癌病、长期胃肠功能紊乱、叶酸缺乏、恶性贫血、营养不良等。今患者5、6、8、9区出现异常，提示病在胃、肝及脐腹。

② 舌尖边带洋红色，舌的5、6、8、9区中的绀红色外围亦为洋红色，洋红色与肝硬化及肝掌的颜色相似，是由门脉循环不畅所形成的典型"肝色"。

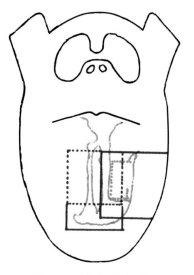

图152 读片区域图示

③ 5、6、8、9区泛发的绀红色，表明胃、肝及其邻近组织受病所染，病不仅在胃，而且在肝。中医认为左属肝，左舌有变异知病在右，扪诊可于右上腹触及一椭圆形的包块，完全证实中医左属肝的论断。今绀红色下及于8、9区的后半部。下主上，病变在肝的上方，故触诊未能扪及明显体征。

④ 舌中的双轨迹及5、6、8、9区的绀红色为剖腹探查术术后炎症反映及经外初瘀的血造成，即中医的气血蕴结。

⑤ 舌苔的广泛绀红，提示病情广泛弥漫。

⑥ 患者反复脘腹胀，久病脾胃虚亏，气滞血瘀，先结于胃，脾土气滞血瘀，肝气则不能达通调，此为反馈，肝气不舒则郁而化热、热灼脉络，日久即邪气滞留结成积块。病源于胃反馈于肝，木不疏土，脾胃运化失常，故纳差腹胀；气血生化乏源，则倦怠乏力，日渐

消瘦，气血蕴结，积而化热，蒸结为块。再加上剖腹手术，更伤元气及经脉，肝热灼伤脉络，二者合源，则舌之绀红苔色肯定会出现。目前本症舌上仍有舌苔生成，胃气尚不败绝。中医说："有胃则生，无胃则死"。估计病情尚能拖延较长一段时间。

病例摘要：

黄×：男 63岁

主诉：反复胃脘部胀满不适，伴恶心、呕吐4个月，加重2天。

病史：感上腹部胀满不适4个月，伴恶心、呕吐、厌食，但无明显腹痛、黄疸及恶寒发热等，经多方治疗无效。曾在×地区医院行剖腹探查术，发现胃癌广泛性浸润，未做肿瘤切除而关腹。近2天恶心加重，呕吐酸水，胸闷，脘腹胀满及腰背痛。

检查：舌淡红，苔白，脉沉细无力，胸廓如桶状，右上腹可扪及一8cm×6cm近似椭圆形包块，质中，边缘不清，轻压痛，移动度不大，肝脾触诊不满意。

---

5. 胰腺癌

中医属上脘积聚（气滞血瘀夹痰食型）。胰腺癌舌象见图153。

（1）图153舌象要点，舌象分析示意图见图154。

① 舌质为荷花白与淡桃红之间。舌胖嫩如水浸渍样，中央凹陷。

② 全舌布满落英淡粉色白滑苔，根部稍厚，舌尖少。

③ 全舌看不到丝状及菌状乳头。舌乳头上部全部融合如稀糊样覆盖于上。

④ 5区出现明显的纵横裂纹，纹色如舌质之色。

⑤ 4、5区及1、4、7、5、8之间形成猪腰状的隆起，为胰腺疾病的反映区域。

⑥ 舌边4、7、6、9区向上向外隆起，此为结肠及腹部疾病的反映区域。

⑦ 图154中红线区域内为本病的反映范围。

⑧ 舌津为浆液及黏液性混合舌液。

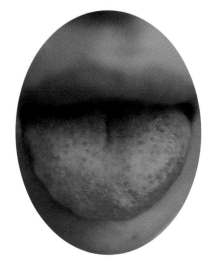

图153　胰腺癌舌象

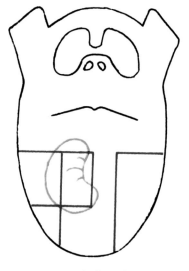

图154　读片区域图示

（2）舌象分析如下。

① 病舌胖嫩，质如水浸肉样，知为气血俱败之象。

② 舌苔溶融为稀糊样，生发之机已竭。舌乳头及角化丝溶腐为胃气绝使然。

③ 4区及5区的右半为脾胰疾病的反映点，5区中陷，而4区及5区的右半隆起如猪腰状，为腹深部肿物的反映。

④ 5区中部出现较多的横裂，应考虑脾胃功能不佳，舌苔无法分辨舌乳头及角化丝，为脾胃极虚之象。

⑤ 舌的4、7、6、9区向上隆起向边突出，是结肠与腹膜的定位，尤以右侧为甚，知在左腹后面存在病变。

⑥ 从全舌分析，病属气滞血瘀，为瘀积所致的痞癖，本例舌津滑属痰，由食而发，为中医所论"入于肠胃则䐜胀，䐜胀处的汁沫（痰饮）迫聚不得散，日久成积"。其病发于胃脘部。据此，我们认为《内经》百病始生篇所谓"汁沫与血相搏，则并合凝聚不得散而成积。"《丹溪心法》说："气不能作块成聚，块乃有形之物，死血而成也。"

⑦ 今患者进行性消瘦，舌象出现败征，病程已久，元气已竭，只能苟延时日矣。

病例摘要：

李××：男　61岁

主诉：反复上腹疼痛26年，加重1个月多。

病史：因于饮食不节，进食酸辣煎炒食物反复发作上腹疼痛26年。上腹疼痛又发作1个月，呈阵发性胀痛、刺痛，伴恶心、食欲缺乏，夜间痛甚，痛引左腰背部，不能平卧，喜高枕半卧位或前俯卧位，不喜按，进行性消瘦，小便清长。

体检：舌质淡红，苔薄白滑，脉沉细。舌胖。左锁骨上触及一花生米大的淋巴结，质稍硬，可活动，无按痛。上腹偏左可扪及鹅蛋大的包块，质稍硬，上缘不清，下缘界限明显，按痛，不能移动。

辅助检查：① B超检查示腹膜淋巴瘤？

② 胃肠X线片示胃外腹膜后肿块，多半为胰头肿瘤（胰头癌）所致。

③ 血细胞沉降率（血沉）为32mm／h。

④ 肝功能为正常。

⑤ 粪常规为正常。

附 色谱

	1′	2′	3′	4′	5′	6′	7′
1	乳白	杏仁黄	茉莉黄	麦秆黄	油菜花黄	佛手黄	迎春黄
2			箴黄	葵扇黄	柠檬黄	金瓜黄	藤黄
3		酪黄	香水玫瑰黄	淡蜜黄	大豆黄	素馨黄	向日葵黄
4					雅梨黄	黄连黄	金盏黄
5		蛋壳黄	肉色		鹅掌黄	鸡蛋黄	鼬黄
6				榴萼黄	淡橘橙	枇杷黄	橙皮黄
7		北瓜黄		杏黄	雄黄	万寿菊黄	

	1′	2′	3′	4′	5′	6′	7′
1	荷花白			玫瑰粉			橘橙
2							美人蕉橙
3	指甲红	润红					
4	淡桃红			海螺橙			
5	桃　红	颊红	淡罂粟红		晨曦红	蟹壳红	金莲花橙
6	唇　红		草莓红			龙睛鱼红	
7	蜻蜓红	大红	鲜红	柿红	榴花红	银朱	朱红

117

	1′	2′	3′	4′	5′	6′	7′
1			洋水仙红		谷鞘红	苹果红	铁水红
2						桂红	烹虾红
3	雨后桃红	极光红	粉红	舌红		曲红	红汞红
4	淡绯		无花果红	榴子红			胭脂红
5	杨梅花红	合欢红	春梅红	香叶红		珊瑚红	萝卜红
6	淡茜红		艳红	淡菽红	鱼鳃红	樱桃红	
7	淡蒄香红	石竹红	草茉莉红	茶花红	枸杞红	秋海棠红	丽春红

	1′	2′	3′	4′	5′	6′	7′
1	草珠红				淡绛红		品红
2			淡郁金红		凤仙花红		
3	樱花红			粉团花红		夹竹桃红	楤桦红
4			姜红		孟加拉玫瑰红	莲瓣红	
5	水红			报春红			月季红
6		豇豆红					
7	霞光红					松叶牡丹红	喜蛋红

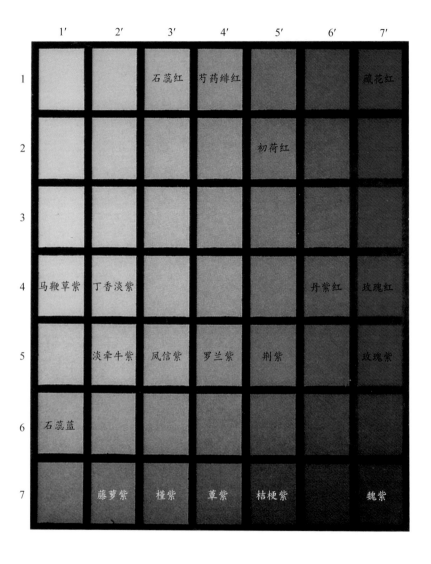

	1′	2′	3′	4′	5′	6′	7′
1			石蕊红	芍药绯红			藏花红
2					初荷红		
3							
4	马鞭草紫	丁香淡紫				丹紫红	玫瑰红
5		淡牵牛紫	凤信紫	罗兰紫	荆紫		玫瑰紫
6	石蕊蓝						
7		藤萝紫	槿紫	草紫	桔梗紫		魏紫

	1′	2′	3′	4′	5′	6′	7′
1	象牙白	雪白	雪白	雪白	雪白	雪白	雪白
2	汉白玉	鱼肚白	雪白	雪白	雪白	雪白	雪白
3	雪白	珍珠灰	浅灰	雪白	雪白	雪白	雪白
4	雪白	雪白	铅灰	中灰	雪白	雪白	雪白
5	雪白	雪白	雪白	瓦灰	夜灰	雪白	雪白
6	雪白	雪白	雪白	雪白	雁灰	深灰	雪白
7	雪白	雪白	雪白	雪白	雪白	松烟灰	灰黑

	1′	2′	3′	4′	5′	6′	7′
1	莲瓣白	荧光蓝			青蓝	焰蓝	景泰蓝
2	鸭蛋青						尼罗蓝
3		远天蓝		星蓝	羽扇豆蓝		花青
4					晴蓝		虹蓝
5	湖水蓝		秋波蓝	涧石蓝		潮蓝	翠青
6	霁青	碧青			宝石蓝	天蓝	柏林蓝
7	海青		钴蓝	鸢尾蓝	牵牛花蓝		飞燕草蓝